Sadržaj ove knjige pomogao je mnogim ljudima - mnogima će i u budućnosti pomoći.

Ipak, želimo uputiti na to da su tehnologije Grigoria Grabovoia metode mentalnog upravljanja događajima. One su utemeljene na individualnom duhovnom razvoju pojedinca.

Obzirom da se ovdje radi o temama relevantnim za zdravlje, želimo naglasiti da ovo upravljanje ne predstavlja tretman u konvencionalnom smislu, te samim tim ni ograničenje ili zamjenu za liječnički pregled.

U slučaju bilo kakvih nejasnoća, slijedite upute liječnika ili ljekarnika u kojeg imate povjerenja!

(i ostvarite odgovarajuće konvencionalne rezultate)

Jelezky Publishing

I0123735

„Obnavljanje ljudskog organizma
koncentracijom na brojeve"

Tisak: 2013-01, 10.04.13, 500 komada

SADRŽAJ

Poglavlje 18. NEUROLOŠKE BOLESTI — 148543293.....................................117(07)

01
02
03
04
05 **UVOD**
06
07
08   U knjizi sam opisao zdravstveni oporavak na temelju
09 iskustva koje sam stekao primjenom koncentracije na sedme-
10 roznamenkaste, osmeroznamenkaste i deveteroznamenkaste
11 brojeve u praksi.
12   Uglavnom sam bolesnicima predočavao sedmerozna-
13 menkaste brojeve, s obzirom na to da njihova generalizacija
14 omogućuje spoznavanje vrijednosti brojeva u obnavljanju
15 organizma. Za potrebe analitičke prakse osmeroznamenkasti
16 i deveteroznamenkasti brojevi navedeni su u tekstu knjige i u
17 prilogu. Primjenom ovog načela iscjeljenja jedno stanje kon-
18 centracija dovodi do drugog što omogućuje izvođenje zaklju-
19 čaka na temelju kojih je moguće jednu dijagnozu povezati s
20 drugom.
21
22   Ovaj sustav omogućuje koncentracijom na brojeve pre-
23 ventivno djelovati na zdravlje čovjeka ili ga liječiti shodno
24 dijagnozi, ali također različite dijagnoze dovesti u suodnos
25 koji će imati obnavljajuće djelovanje. Uzmemo li brojčani niz
26 od sedam brojeva za jednu bolest, te brojčani niz za drugu
27 bolest na temelju vrijednosti brojeva mogu se dobiti informa-
28 cije što je tim bolestima zajedničko kao i informacije o općim
29 metodama njihovog liječenja. Na taj se način liječenje može
30 jednostavno svesti na razinu jednog impulsa kroz razumije-
31 vanje situacije i postizanje odgovarajućeg duhovnog stanja.
32
33   Koncentracija se odnosi na iscjeljenje od određene bole-
34 sti, ali se također može primijeniti na bilo koju drugu situa-

01 ciju koja iziskuje upravljanja događajima, a čak i na obnavlja-
02 nje čovjeka nakon biološke smrti. Koncentraciju čovjek može
03 provoditi sam u svrhu vlastitog iscjeljivanja, a može koncen-
04 tracijom u misli unijeti i želju oporavka drugog čovjeka.
05
06   Možete se usredotočiti na brojčani niz koji odgovara
07 poglavlju. Na taj način možete obuhvatit sve bolesti sadr-
08 žane u poglavlju, ukoliko bolest pripada području na koje
09 se odnosi naslov poglavlja, a nema točne dijagnoze. Ako je
10 bolest točno dijagnosticirana, koncentrirajte se na brojeve
11 koji odgovaraju konkretnoj dijagnozi. Prilikom koncentracije
12 možete iz jedne koncentracije prelaziti na drugu i na taj način
13 shvatiti na koji način treba razmjestiti redoslijed znamenki
14 kako bi se krenulo u smjeru potpunog iscjeljenja. Pokušajte
15 naći vlastite koncentracijske nizove. Ovaj pristup odnosi se
16 na opći sustav upravljanja koncentracijom na brojeve. Pritom
17 koncentraciju možete primjenjivati uzastopno, tj. od prvog do
18 sedmog broja ili možete odabrati određeni broj.
19
20   Dakle, postoje razni načini koncentracije i metode kon-
21 centracije možete prilagoditi sebi ovisno o tome kako ih pri-
22 mjenjujete. Koncentraciju možete primjenjivati u bilo koje
23 doba tako da ju zapamtite ili zapišete. Za vrijeme koncentra-
24 cija trebate si predočiti kakvu ćete duhovnu vrijednost uložiti
25 u oporavak od bolesti, kako ćete ova saznanja podijeliti sa
26 svima u okviru sveopćeg spasenja od moguće globalne kata-
27 strofe i na taj način možete ubrzati postizanje rezultata.
28
29
30
31
32
33
34

01
02
03
04
05
06
07
08
09
10
11
12
13
14
15
16
17
18
19
20
21
22
23
24
25
26
27
28
29
30
31
32
33
34

POGLAVLJE 1.

KRITIČNA STANJA — 1258912

**AKUTNA RESPIRATORNA INSUFICIJENCIJA —
1257814** — patološko stanje organizma u kojem nije moguće održavanje normalnog udjela plinova u krvi ili se isti postiže pomoću kompenzacijskih respiratornih mehanizama, a koje karakterizira smanjenje PO2 u arterijskoj krvi (PaO2) ispod vrijednosti od 50 mm/Hg pri disanju; povećanje PCO2 u arterijskoj krvi (RaSO2) iznad vrijednosti od 50 mm/Hg; poremećaj mehanike i ritma disanja; sniženje pH (7,35)

**AKUTNA KARDIOVASKULARNA INSUFICIJEN-
CIJA — 1895678** — gubitak sposobnosti srca da organima i sustavima osigura adekvatnu opskrbljenost krvlju; mogućnosti srca nisu u skladu s potrebama tkiva za kisikom. Karakterizira je nizak krvni tlak, smanjen protok krvi u tkivima

ZASTOJ SRCA (KLINIČKA SMRT) — 8915678 —
prijelazno stanje između života i smrti – to još nije smrt, ali nije više niti život. Počinje prestankom aktivnosti središnjeg živčanog sustava, cirkulacije i disanja, te rezultira nepovratnim promjenama u tkivima, ponajprije moždanog tkiva.

**TRAUMATSKI ŠOK, STANJE ŠOKA I STANJE
SLIČNO ŠOKU — 1895132 —** teško stanje uzrokovano traumom koje ima za posljedice izraženi poremećaj funkcije vitalnih organa, posebice krvožilnog i dišnog sustava.

POGLAVLJE 2.

TUMORSKE BOLESTI — 8214351

MALIGNI TUMORI ŽDRIJELA — 1235689 — ploča-ste metaplazije, limfoepiteliomi i nediferencirani karcinomi krajnika, korijena jezika i stražnjeg zida ždrijela.

MALIGNI TUMORI TANKOG CRIJEVA — 5485143 — karcinoidni tumori, rak, LMS-ovi lokalizirani u terminal-nom ileumu, dvanaestercu i jejunumu.

MALIGNI TUMORI TESTISA — 5814321 — tumori zametnih stanica koji potječu od epitela sjemenih kanala i tumori ne potječu od zametnih stanica već od stanica koje proizvode hormone i od strome

LIMFOMI KOŽE — 5891243 — Skupina tumora koji se prvenstveno ili pretežno razvijaju u koži, a porijeklom su od T-i B-limfocita

MEZOTELIOM — 58912434 — maligni tumor koji se pojavljuje u pleuri ili peritoneumu.

MELANOM — 5674321 — maligni tumor koji nastaje iz melanocita, najčešće se pojavljuje na koži, rijetko u spojnici, žilnici oka, sluznici nosa, usne šupljine, vagine, rektuma.

NEUROBLASTOM — 8914567 — maligni tumori koji metastaziraju u kosti ili jetra, a nastaje iz simpatičkog živča-nog sustava i ganglija, te srži nadbubrežne žlijezde.

01
02
03
04
05
06
07
08
09
10
11
12
13
14
15
16
17
18
19
20
21
22
23
24
25
26
27
28
29
30
31
32
33
34

MALIGNI TUMORI KOSTIJU — 1234589 — primarni maligni tumori koštanog tkiva (osteogeni sarkom, periostalni sarkom, hondrosarkom, karcinom s gigantskim stanicama) i tumori koji nisu koštanog porijekla (Ewingov sarkom, fibrosarkom, hordom, angiosarkom, ameloblastom).

TUMORI MATERNICE — 9817453 — Maligni tumor maternice koji se najčešće pojavljuje kod žena u menopauzi ili tijekom predmenopauze (u dobi do 40 godina), a čijem nastanku predisponiraju pretilost, dijabetes i hipertenzija.

TUMORI MOZGA (MOZGA I LEĐNE MOŽDINE) — 5431547 — Maligni tumori koji se javljaju kod odraslih i djece: najčešće je riječ o glioblastomu i malignom astrocitomu.

TUMORI NADBUBREŽNE ŽLIJEZDE — 5678123 — abnormalni rast tkiva nadbubrežne žlijezde: sastoji se od kvalitativno promijenjenih stanica koje postaju atipične s obzirom na diferencijaciju, karakter rasta i druge procese.

TUMORI NOSNE ŠUPLJINE I PARANAZALNIH SINUSA — 8514256 — planocelularni karcinom lokaliziran u nosnoj šupljini ili maksilarnim sinusima.

TUMORI NAZOFARINKSA — 5678910 — karcinom pločastih stanica - primarna histološka varijanta tumora ove zone.

TUMORI PARATIREOIDNIH ŽLIJEZDI — 1548910 — obično je riječ o benignim adenomima, a ponekad i karcinomima koje karakterizira spor razvoj i koji metastaziraju u regionalne limfne čvorove, pluća, jetra.

TUMORI GUŠTERAČE PORIJEKLOM OD LAN-GERHANSOVIH OTOČIĆA — 8951432 — su adenomi (90%), poprimaju sliku malignog tumora nastankom metastaza u jetrima, plućima, kostima i mozgu

KARCINOM VATEROVE PAPILE DVANAESNIKA — 8912345 — maligni epitelni tumor s primarnim tumorom (40%) ili drugim karcinomima u ovoj zoni (žučni vodovi, dvanaesnik, gušterača).

KARCINOM VAGINE I VULVE — 12589121 — Maligni epitelni tumori, čijem razvoju prethode prekancerozne lezije: leukoplakija i krauroza.

KARCINOM USNE — 1567812 — Maligni epitelni tumor: histološki oblik karcinoma pločastih stanica s keratinizacijom.

KARCINOM ŽELUCA — 8912534 — Maligni epitelni tumor smješten u gornjoj trećini (gornji otvor i gornji dijelu želuca), srednjoj trećine (tijelo želuca) ili donjoj trećine (donji otvor želuca), s nespecifičnim kliničkim simptomima: mučnina, povraćanje, regurgitacija, disfagija, opća slabost, gubitak tjelesne težine, anemija, i sl.

KARCINOM ŽUČNJAKA — 8912453 — Maligni epitelni tumori, morfološke strukture koje predstavljaju različite tipove stanične diferencijacije od infiltrativnog adenokarcinoma do karcinoma pločastih stanica (rijetko - ne više od 15%).

KARCINOM ŽUČNIH VODOVA — 5789154 — Maligni epitelni tumori koji predstavljaju različite tipove stanične diferencijacije poput infiltrativnog adenokarcinoma, te koji utječu na žučne vodove.

KARCINOM KOŽE — 8148957 — Maligni epitelni tumor koji se javlja na nepokrivenim dijelovima tijela, a kojem prethodi razvoj hiperkeratoza (starosna hiperkeratoza i hiperkeratoza uzrokovana intenzivnim ultraljubičastim zračenjem), Bowenove bolesti, radijacijskog dermatitisa, xeroderme pigmentosum, albinizma, te kronični čirevi i ožiljci, itd.

KARCINOM DOJKE — 5432189 — Maligni tumor dojke sa sljedećim faktorima rizika: žena se nalazi u menopauzi, u dobi iznad 50 godina, nije imala porođaja ili joj je prvi porođaj bio u dobi iznad 30 godina, u obiteljskoj anamnezi ima majku ili sestru koje su oboljele od raka dojke (ili obje), boluje od fibrocistične mastopatije.

KARCINOM MOKRAĆNOG MJEHURA — 89123459 — maligni tumor - obično se javlja kod osoba koje rade s aromatičnim aminima, kao i kod osoba oboljelih od kroničnog cistitisa.

KARCINOM JETRE — 5891248 — maligni tumor smješten u jetrima. Često se pojavljuje u obliku hepatocelularnog karcinoma rjeđe u obliku kolangiocelularnog karcinoma.

KARCINOM JEDNJAKA — 8912567 — planocelularni karcinom, većina tumora pojavljuje se u srednjoj trećini jednjaka.

KARCINOM GUŠTERAČE — 8125891 — Maligni tumor smješten u glavi, tijelu i repu gušterače. Većinom je riječ o duktalnom karcinomu (adenokarcinomu).

KARCINOM PENISA — 8514921 — planocelularni karcinom visokog stupnja diferencijacije koji utječe na tijelo penisa

KARCINOM BUBREGA — 56789108 — karcinom bubrežnih stanica porijeklom iz parenhima bubrega i epitela bubrežne zdjelice (adenokarcinom).

KARCINOM URETRE — 5891856 — maligni tumor morfološke strukture nalik na strukturu raka mjehura, najčešće se nalazi u donjoj trećini uretre.

KARCINOM PROSTATE — 4321890 — maligni tumor, adenokarcinom različitih tipova stanične diferencijacije.

KARCINOM ŽLIJEZDI SLINOVNICA — 9854321 — Većinom je riječ o malignim tumorima parotidne žlijezde, rijetko u submandibularnom i sublingualnom području.

RABDOMIOSARKOM U DJECE — 5671254 — najčešći oblik sarkoma mekih tkiva u dječjoj dobi, postoje tri histološke varijante: fetalni, alveolarni i polimorfni.

KARCINOM DEBELOG CRIJEVA (KOLOREK-TALNI) — 5821435 — maligni tumor koji se nalazi u analnom, donjem, srednjem i gornjem ampularnom i rektosigmoidnom dijelu. Najčešće je riječ o adenokarcinomu, rjeđe tumor ima strukturu nediferenciranog karcinoma ili karcinoma pločastih stanica.

KARCINOM ŠTITNJAČE — 5814542 — Histološki papilarni ili folikularni karcinom, rjeđe anaplastični i medularni karcinom.

KARCINOM JAJNIKA — 4851923 — serozni, mucinozni i endometrioidni maligni tumor jajnika.

SARKOM MEKIH TKIVA — 54321891 — maligni tumor koji se nalazi u mekim tkivima ekstremiteta, trupa, retroperitoneuma i drugih dijelova tijela.

KAPOSIJEV SARKOM — 8214382 — maligni tumor koji utječe na kožu udova i trupa, rjeđe limfne čvorove, visceralne organe, kosti.

01
02
03
04
05   **POGLAVLJE 3.**
06
07   **SEPSA — 58143212**
08
09   **SEPSA** — 58143212 — Sepsa (akutna) — 8914321;
10 Sepsa (kronična) — 8145421 — bolest karakterizirana pro-
11 gresivnim širenjem bakterijske, virusne ili gljivične flore u
12 organizmu
13
14
15
16
17
18
19
20
21
22
23
24
25
26
27
28
29
30
31
32
33
34

01
02
03
04
05
06
07
08
09
10
11
12
13
14
15
16
17
18
19
20
21
22
23
24
25
26
27
28
29
30
31
32
33
34

POGLAVLJE 4.

SINDROM DISEMINIRANE INTRAVASKULARNE
KOAGULACIJE — 5148142

DIC SINDROM — 8123454 — Pojavljuje se kod mnogih bolesti i svih terminalnih stanja, a karakterizira ga diseminirana intravaskularna koagulacija i agregacija krvnih stanica, aktivacija sustava zgrušavanja, a potom zaustavljanje procesa koagulacije i fibrinolitičke aktivnosti, poremećaj mikrocirkulacije u organima te njihova disfunkcija i degeneracija, kao i izražena sklonost prema trombozi i krvarenju.

POGLAVLJE 5.

BOLESTI KRVOŽILNOG SUSTAVA — 1289435

ANEURIZMA AORTE — 48543218 — Vidi poglavlje Kirurške bolesti, dijagnoza: Aneurizma.

SRČANA ANEURIZMA — 9187549 — Kirurške bolesti

SRČANE ARITMIJE — 8543210 — poremećaji rada srca povezani s promjenama funkcije provodnog tkiva koji utječu na ritmičko stezanje srčanih klijetki.

ARTERIJSKA OKLUZIJA — 81543213 — Vidi poglavlje Kirurške bolesti, dijagnoza: Začepljenja magistralnih arterija.

ARTERIJSKA HIPERTENZIJA — 8145432 — povišen krvni tlak u vaskularnom prostoru od ušća aorte do arteriola, uključujući i njih.

ARTERIJSKA HIPOTENZIJA (HIPOTONIJA) — 8143546 — karakterizira ju smanjenje sistoličkog tlaka ispod vrijednosti od 100 mm/Hg, a dijastoličkog tlaka ispod vrijednosti od 60 mm/Hg

ATEROSKLEROZA — 54321898 — najčešća kronična bolest koja pogađa arterije elastičnog tipa (aorta, njezine grane i lukovi) i mišićno-elastičnog tipa (arterije srca, mozga, itd.), a uzrokovana je stvaranjem jedne ili više nakupina lipida, uglavnom kolesterola (ateromatoznih plakova) u unutarnjoj stijenci arterije.

**BLOKADA SRČANOG PROVODNOG SUSTAVA —
9874321** — srčane abnormalnosti povezane s usporavanjem ili prekidom provođenja impulsa unutar provodnog sustava.

VARIKOZITETI VENA — 4831388 — Vidi poglavlje Kirurške bolesti.

SISTEMSKI VASKULITIS — 1894238 — Vidi sistemski vaskulitis u poglavlju Reumatske bolesti

VEGETATIVNA DISTONIJA ŽILA (NEUROCIRKULATORNA DISTONIJA) — 8432910 — vazomotorne smetnje funkcionalnog karaktera popraćene nekoordiniranim reakcijama u različitim dijelovima krvožilnog sustava

HIPERTENZIVNE KRIZE — 5679102 — Pojavljuju se kod hipertenzije i u većini slučajeva obilježava ih kombinacija sustavne i regionalne (uglavnom cerebralnih) distonije krvožilnog aparata.

HIPERTONIČNA BOLEST — 8145432 — vidi arterijska hipertenzija.

INFARKT MIOKARDA — 8914325 — teška bolest srca uzrokovana akutnim smanjenjem ili prekidom opskrbljenosti krvlju, kod koje dolazi do pojave žarišta nekroze u srčanom mišiću. Riječ je o najvažnijem kliničkom obliku koronarne bolesti srca.

**ISHEMIJSKA (KORONARNA) BOLEST SRCA —
1454210 —** Kronični patološki proces uzrokovan smanjenjem ili prekidom dotoka krvi u miokard. U većini slučajeva (97-98%) nastaje uslijed ateroskleroze koronarnih arterija.

KARDIALGIJA — 8124567 — bol u srcu koja se po svojim obilježjima razlikuje od angine pectoris koju karakterizira probadajuća, oštra, podmukla, bol, a rjeđe i osjećaj pritiska.

KARDIOMIOPATIJA — 8421432 — Primarna neupalna (idiopatska) bolest miokarda, koja nije povezana s bolestima srčanih zalistaka ili intrakardijalnim šantovima, arterijskom ili plućnom hipertenzijom, ishemičnom bolesti srca ili sustavnim bolestima.

KARDIOSKLEROZA — 4891067 — oštećenje srčanog mišića (miokardioskleroza) i srčanih zalistaka zbog razvoja ožiljčanog tkiva u obliku žarišta različitih veličina (od sitnih do velikih cikatricijalnih lezija i područja), kompenzacije miokarda i (ili) deformacija zalistaka

KOLAPS — 8914320 — oblik akutnog zatajenja kardiocirkulacijske funkcije uzrokovanog poremećajem odnosa između kapaciteta krvožilnog sustava i volumena krvi.

PLUĆNO SRCE — 5432111 — patološko stanje koje karakterizira hipertrofija i dilatacija, te posljedično i insuficijencija desne klijetke srca zbog plućne arterijske hipertenzije kod osoba s bolestima dišnog sustava.

MIOKARDIODISTROFIJA — 85432104 — Neupalna lezija srčanog mišića nastala kao rezultat metaboličkih bolesti uzrokovanih ekstrakardijalnim faktorima.

MIOKARDIOPATIJA — 8432142 — primarna neupalna lezija miokarda koja nije povezana s bolestima srčanih zalistaka ili intrakardijalnih šantova, arterijskom ili plućnom hipertenzijom, ishemičnom bolešću srca ili sustavnim bolestima (kolagenoza, amiloidoza, hemokromatoza, itd.).

MIOKARDITIS — 8432110 — Upala srčanog mišića.

SINDROM KARDIOVASKULARNE INSUFICIJEN-CIJE — 85432102 — akutna ili kronična nesposobnost krvožilnog sustava da organima i tkivima isporučuje krv u količini potrebnoj za njihovo normalno funkcioniranje u stanju mirovanja i opterećenja.

NEUROCIRKULATORNA DISTONIJA (NCD) — 5432150 — varijanta vegetativno-vaskularne disfunkcije (vidi vazoneuroza), javlja se uglavnom kod mladih ljudi, a izdvaja se s obzirom na liječničku i stručnu praksu kao uvjetni nozološki entitet.

PLUĆNI EDEM — 54321112 — Teški napadaj dispneje, najčešće uzrokovan akutnim kongestivnim zatajenjem lijeve klijetke srca s eksudacijom serozne tekućine u alveole i poremećajem difuzije plinova (alveolarni edem).

PERIKARDITIS — 9996127 — akutna ili kronična upala perikarda.

UROĐENE SRČANE GREŠKE — 9995437 — anomalija u formiranju srca i (ili) velikih žila u fetalnoj fazi koja uzrokuje poremećaj intrakardijalnog protoka krvi te na kraju dovodi do srčane insuficijencije.

STEČENE SRČANE GREŠKE — 8124569 — defekt srčanog zaliska ili zalistaka kod kojeg nije moguće potpuno otvaranje (stenoza) ili zatvaranje (defekt) zaliska ili oboje (kombinirani defekt).

REUMATIZAM — 5481543 — Vidi reumatizam u poglavlju Reumatske bolesti

SRČANA ASTMA — 8543214 — Napad otežanog disanja koji se razvija uglavnom zbog akutnog ili kroničnog pogoršanja kongestivnog zatajenja lijeve klijetke srca s eksudacijom serozne tekućine u plućno tkivo (intersticijski edem).

SRČANA INSUFICIJENCIJA — 8542106 — nemogućnost srca da pumpa dovoljnu količinu krvi za normalnu cirkulaciju.

VASKULARNA INSUFICIJENCIJA — 8668888 — odudaranje između kapaciteta krvožilnog sustava i volumena krvi uzrokovano nedostatkom tonusa krvnih žila i/ili smanjenjem krvnog volumena (hipovolemija).

VASKULARNE KRIZE — 8543218 — akutni prolazni poremećaji sustavne ili portalne hemodinamike zbog poremećaja vaskularnog tonusa, odnosno arterijske hipertenzije ili hipotenzije, venozne hipotenzije, disfunkcije arterijsko-venskih anastomoza (ABA)

STENOKARDIJA (ANGINA PECTORIS) — 8145999 — Iznenadni bolovi u prsištu zbog akutnog smanjenja opskrbe miokarda kisikom - klinički oblik koronarne bolesti srca.

TROMBOFLEBITIS — 1454580 — Flebotromboza, vidjeti u pogl. Kirurške bolesti.

ENDOKARDITIS — 8545421 — upala zalistaka ili endokardijalne površine srca kao posljedica reumatske groznice, rjeđe infekcija, uključujući i sepsu, kolagenozu, trovanje (uremiju) i ozljede.

POGLAVLJE 6.

REUMATSKE BOLESTI — 8148888

ARTROZE — 5421891

SEPTIČKI ARTRITIS — 8111110 — upala jednog ili više zglobova utvrđene mikrobne etiologije

KRISTALNI ARTRITIS — 0014235 — bolesti zglobova uzrokovane taloženjem mikrokristala različitog sastava.

REUMATOIDNI ARTRITIS — 8914201 — kronična upalna bolest vezivnog tkiva koja se najviše očituje na zglobovima

PSORIJATIČNI ARTRITIS — 0145421 — karakteristična upalna artroze koja se javlja kod osoba oboljelih od psorijaze

DEFORMIRAJUĆA OSTEOARTROZA — 8145812 — neupalna zglobna bolest uzrokovana degeneracijom zglobne hrskavice.

PERIARTRITIS — 4548145 — bolest periartikularnog mekog tkiva (tetiva, ligamenata, čahure) bez znakova artritisa samog zgloba.

PODAGRA — 8543215 — bolest koju uzrokuje poremećeni metabolizam purina, a karakterizira nakupljanje mokraćne kiseline u tijelu.

© Г. П. Грабовой, 1999

REUMATSKE BOLESTI PERIVASKULARNOG MEKOG TKIVA — 1489123 — bolesti tetiva (tendinitis, tendovaginitis), ligamenata (upala ligamenta), koštane insercije tih tkiva (entezopatija), stvaranje sinovijalnih cista (burzitis), bolesti aponeuroze i fascije upalne ili degenerativne prirode koje nisu uzrokovane izravnom traumom, ozljedom, infekcijom ili tumorom.

REITEROV SINDROM (SYNDROMA URETHRO-OCULOSYNOVIALE) — 4848111 — Sindrom karakterizira kombinacija artritisa, uretritisa i konjunktivitisa, a u nekim slučajevima i dermatitisa.

ANKILOZANTNI SPONDILITIS (BECH-TEREWLJEVA BOLEST) — 4891201 — kronična upalna artroze kralježnice koja postupno dovodi do ograničenja raspona kretanja.

TENDOVAGINITIS — 1489154 — upala tetive i njezine vezivne ovojnice.

SISTEMSKI VASKULITIS (SV) — 1894238 — skupina bolesti obilježenih sustavnim oštećenjem i upalama stjenki krvnih žila.

WEGENEROVA GRANULOMATOZA — 8943568 — gigantocelularni, granulomatozno - nekrozni vaskulitis, uglavnom zahvaća dišne putove, pluća i bubrege.

HEMORAGIJSKI VASKULITIS (HENOCH-SCHÖNLEINOVA BOLEST) — 8491234 — sistemska bolest kapilara, arteriola, venula, prvenstveno kože, zglobova, abdomena i bubrega.

GIGANTOCELULARNI ARTERITIS (ARTERITIS TEMPORALIS) — 9998102 — sistemska bolest karakterizirana granulomatoznom upalom stjenki krvnih žila, uglavnom ogranaka karotidne arterije (sljepoočnog režnja, lubanjske jame, i dr.).

GOODPASTUREOV SINDROM — 8491454 — sistemni klinički entitet: uglavnom zahvaća pluća i bubrege u vidu plućne hemoragije i glomerulonefritisa

PERIARTERITIS NODOSA — 54321894 — sistemska bolest krvnih žila, prvenstveno arterija mišićnog tipa i krvnih žila manjeg promjera.

TAKAYASUOV ARTERITIS (AORTALNI ARTERITIS) — 8945432 — sustavna upalna bolest aorte i njezinih ogranaka popraćena njihovom djelomičnom ili potpunom obliteracijom.

THROMBOANGITIS OBLITERANS — 8945482 — sustavna upalna bolest krvnih žila, prvenstveno arterija mišićnog tipa i vena.

DIFUZNE BOLESTI VEZIVNOG TKIVA — 5485812 — skupina bolesti koju karakterizira sustavna upala različitih organa u kombinaciji s autoimunim procesima, procesima koje aktiviraju imunokompleksi te fibroznim tvorevinama.

SISTEMSKI ERITEMSKI LUPUS — 8543148 — kronična sustavna autoimuna bolest vezivnog tkiva i krvnih žila.

DERMATOMYOSITIS (POLYMYOSITIS) — 5481234 — sistemska bolest vezivnog tkiva, uglavnom zahvaća mišiće i kožu

01 **SISTEMSKA SKLERODERMIJA — 1110006 —** kro-
02 nična sistemska bolest vezivnog tkiva obilježena progresiv-
03 nom fibrozom.
04
05 **MIJEŠANA BOLEST VEZIVNOG TKIVA (SHARP**
06 **SINDROM) — 1484019 —** karakterizira ju mješana simp-
07 tomatologija sistemske sklerodermije, dermatomiozitisa i
08 sistemskog eritemskog lupusa.
09
10 **SJOGRENOV SINDROM — 4891456 —** kronična
11 upala egzokrinih žlijezda, uglavnom slinovnica i suznih žli-
12 jezda obilježena suhoćom sluznica.
13
14 **REUMATIZAM — 5481543 —** sustavna upalna bolest
15 vezivnog tkiva, najčešće zahvaća srce.
16
17
18
19
20
21
22
23
24
25
26
27
28
29
30
31
32
33
34

POGLAVLJE 7.

BOLESTI DIŠNOG SUSTAVA — 5823214

ASPERGILOZA — 481543271 — bolest uzrokovana gljivama iz roda Aspergillus koja najčešće zahvaća bronhe i pluća.

BRONHALNA ASTMA — 8943548 — alergijska bolest, najčešće se manifestira kao gušenje uzrokovano opstrukcijom bronha

BRONHIOLITIS (AKUTNA UPALA BRONHIOLA) — 89143215 — smatra se teškim oblikom akutnog bronhitisa.

AKUTNI BRONHITIS — 4812567 — difuzna akutna upala traheobronhalnog stabla.

KRONIČNI BRONHITIS — 4218910 — difuzna progresivna upala bronha koja nije povezana s lokalnim ili općim plućnim bolestima, a očituje se kašljem.

PLUĆNI INFARKT — 89143211 — bolest uzrokovana embolijom ili trombozom jedne ili nekoliko grana plućne arterije, uglavnom uzdužnih i manjih arterija.

PLUĆNA KANDIDIJAZA — 4891444 — bolest bronha i pluća uzrokovana kandidijazom (vidi pogl. Bolesti probavnog sustava), a karakterizira ju pojava malih žarišta nekroze u plućima i fibrinozni eksudat u alveolama oko područja nekroze.

01   **PLEURITIS — 4854444** — upala pleure s fibrinoznim
02 eksudatom na pleuralnim listovima ili pleuralnim izljevom.
03
04   **PNEUMONIJA — 4814489** — Upala pluća je bolest
05 karakterizirana upalom parenhima ili respiratornog dijela
06 pluća, a dijeli se na krupoznu i žarišne.
07
08   **PLUĆNA FIBROZA — 9871234** — razvoj vezivnog
09 tkiva u plućima kao posljedica nespecifičnih upalnih procesa
10 (upala pluća, bronhitis) ili specifičnih (tuberkuloza, sifilis)
11 upalnih procesa.
12
13   **PNEUMOKONIOZA — 8423457** — profesionalna
14 bolest pluća uzrokovana dugotrajnim udisanjem prašine,
15 karakterizira ju razvoj difuznih intersticijskih fibroza.
16
17   **SILIKOZA — 4818912** — najrašireniji težak oblik pne-
18 umokonioze uzrokovan dugotrajnim udisanjem prašine koja
19 sadrži silicijev dioksid
20
21   **SILIKATOZA — 2224698** — uzrokovana udisanjem
22 prašine silikata - minerala koji sadrži silicijev dioksid pove-
23 zan s drugim elementima (magnezij, kalcij, željezo, aluminij,
24 itd.).
25
26   **AZBESTOZA — 4814321** — najčešći oblik silikatoze,
27 uzrokovan je udisanjem azbestne prašine.
28
29   **TALKOZA — 4845145** — relativno benigna silikatoza
30 uzrokovana udisanjem prašine talka
31
32   **PNEUMOKONIOZA UZROKOVANA METALNIM**
33 **ČESTICAMA — 4845584** — uzrokovana udisanjem prašine
34 određenih metala: berilija- berilioza, željeza - sideroza, alu-
minija- aluminoza, barija - baritoza, itd.

KARBOKONIOZA — 8148545 — uzrokovana djelovanjem prašine koja sadrži ugljen (ugljen, grafit, gar), a karakterizira ju razvoj djelomice fokalne i intersticijske plućne fibroze.

ANTRAKOZA — 5843214 — karbokonioza uzrokovana udisanjem ugljene prašine.

PNEUMOKONIOZA OD ORGANSKE PRAŠINE — 4548912 — uvjetno se može pripisati pneumokoniozama jer nije uvjek popraćena difuznim procesom koji rezultira pneumofibrozom.

KARCINOM PLUĆA — 4541589 — 98% primarnih tumora pluća su karcinomi bronha.

SARKOIDOZA — 4589123 — sistemska bolest koju karakterizira formiranje granuloma u tkivima. Ti granulomi sastoje se od epitelioidnih stanica i pojedinačnih divovskih Langerhansovih stanica ili stranih tijela.

PLUĆNA TUBERKULOZA — 8941234 — infektivna bolest, karakterizira ju stvaranje lezija u zaraženim tkivima, a uzrokuje specifičan oblik upale i tešku generaliziranu reakciju organizma.

AKUTNI INTERSTICIJSKI PNEUMONITIS — 4814578 — progresivna difuzna intersticijska plućna fibroza koju karakterizira isključivo plućna lokalizacija procesa, niska učinkovitost terapije te smrtonosni ishod.

EMFIZEM PLUĆA — 54321892 — karakterizira ga abnormalna ekspanzija zračnih prostora (alveola) distalno od terminalnih bronhiola, prate ga destruktivne promjene alveolarnih stijenki, to je jedan od čestih oblika kroničnih nespecifičnih plućnih bolesti.

POGLAVLJE 8.

BOLESTI PROBAVNOG SUSTAVA — 5321482

ALIMENTARNA DISTROFIJA („BOLEST GLADI", BEZPROTEINSKI EDEM) — 5456784 — bolest nastaje zbog dulje pothranjenosti, karakterizira ju opća iscrpljenost, poremećaj metabolizma, degeneracije tkiva i organa te poremećaj njihove funkcije.

AMEBIJAZA — 1289145 — Vidi pogl. Zarazne bolesti.

AMILOIDOZA — 5432185 — skupina sistemnih bolesti koje uzrokuju lezije mnogih organa i tkiva različitih struktura, a karakterizira ih oslabljen metabolizam proteina i nakupljanje amiloida u izvanstaničnom prostoru.

PARCIJALNA OKLUZIJA MEZENTERIČKIH ARTERIJA — 5891234 — sindrom uzrokovan djelomičnom kompresijom gornje mezenrerijske arterije (arteria mesenterica superior) inferiornog distalnog dijela dvanaesnika.

ATONIJA JEDNJAKA I ŽELUCA — 8123457 — Vidi diskinezije probavnog trakta

AHALAZIJA (KARDIOSPAZAM, HIATOSPAZAM, MEGAEZOFAGUS, IDIOPATSKO PROŠIRENJE JEDNJAKA, ITD.) — 4895132 — relativno rijetka bolest koju karakteriziraju degenerativne promjene intramuralnog spleta živaca jednjaka i kardije, atonija i proširenje jednjaka, poremećaj peristaltike stijenke jednjaka i refleksno otvaranje kardije pri gutanju, a navedeno uzrokuje poremećaj prolaza progutane hrane i tekućine u želudac i njihovo dugo zadržavanje u jednjaku.

FUNKCIONALNA DISPEPSIJA — 8432157 — stanja koje karakterizira privremena inhibicija želučane sekrecije bez organske lezije želučanog sektretornog aparata.

BAUHINITIS — 58432148 — Upala ileocekalne valvule.

BERIBERI — 3489112 — nedostatak vitamina B2. Vidi nedostatak vitamina.

HEMOKROMATOZA — 5454589 — vidi hemokromatoza.

BULBITIS — 5432114 — Vidi duodenitis.

GASTRITIS — 5485674 — Upala sluznice, a u nekim slučajevima i dubljih slojeva, stijenki želuca.

AKUTNI GASTRITIS — 4567891 — bolest višesturke etiologije uzrokovana kemijskim, mehaničkim, toplinskim i bakterijskim uzrocima uslijed kojih dolazi do distrofično-nektoričkog oštećenja želučane sluznice i razvoja upalnih promjena na njoj.

KRONIČNI GASTRITIS — 5489120 — očituje se kroničnom upalom sluznice, a u nekim slučajevima i dubljih slojeva, stijenki želuca.

GASTROKARDIJALNI SINDROM — 5458914 — (Roemheldov sindrom) - 5458914 - skup refleksnih funkcionalnih kardiovaskularnih promjena (bol i osjećaj pritiska u području srca, promjene srčanog ritma i EKG) koje se reflektiraju nakon jela, pri podražaju sluznice kardijalnog područja, kod čira i raka kardijalnog dijela želuca.

GASTROPTOZA — 81234574 — Vidi diskinezije probavnog trakta.

GASTROENTERITIS — 5485674 — Vidi gastritis, enteritis.

GASTROENTEROKOLITIS — 8431287 — Vidi gastritis, enteritis.

HEMOSIDEROZA (PIGMENTNA CIROZA JETRE, BRONČANI DIJABETES, SINDROM TROISIER-HANOT-CHAUFFARDA, SIDEROFILIJA ITD.) — **5454589** — česta bolest koju karakterizira oslabljeni metabolizam željeza, povećana koncentracija željeza u krvnom serumu i njegova akumulacija u tkivima i unutarnjim organima.

HEPATITIS — 5814243 — upalna bolest jetre.

AKUTNI HEPATITIS — 58432141 — može biti uzrokovan virusom hepatitisa, leptospirama, salmonelom, enterovirusima, te drugim infektivnim agensima (vidi pogl. Infektivne bolesti).

KRONIČNI HEPATITIS — 5123891 — bolesti jetre upalnog i distrofičkog karaktera, s umjerenom fibrozom i pretežno očuvanom lobularnom strukturom jetre; tijek bolesti je dugotrajan (više od 6 mjeseci).

HEPATOZA — 9876512 — bolest jetre karakterizirana degenerativnim promjenama parenhima bez izražene mezenhimne i stanične reakcije. Postoje akutne i kronične hepatoze, a potonje se dijele na masnu infiltraciju jetre i kolestatsku hepatozu.

AKUTNA HEPATOZA — 1234576 — (toksična distrofija jetre, akutna žuta atrofija jetre, itd.).

KRONIČNI STEATOHEPATITIS — 5143214 — (masna distrofija, masne infiltracije, steatoza jetre, itd.) karakterizira ju masna transformacija hepatocita (ponekad s elementima bjelančevina), a bolest ima kroničan tijek.

KOLESTATSKA HEPATOZA — 5421548 — karakterizira ju kolestaza i akumulacija žučnih pigmenata u hepatocitima, degenerativne promjene u njima (uglavnom distrofija proteina).

HEPATOLENTIKULARNA DEGENERACIJA — 5438912 — (Hepatolentikularna degeneracija, Wilsonova bolest) - česta bolest koju karakteriziraju metabolički poremećaji bakra poput ciroze jetre i degenerativnih procesa u mozgu.

HEPATOSPLENOMEGALIČNA LIPOIDOZA — 4851888 — vidi hiperlipidemija, esencijalna

HEPATOSPLENIČKI SINDROM — 8451485 — kombinacija povećane jetre i slezene različite etiologije.

FUNKCIONALNA HIPERBILIRUBINEMIJA — 84514851 — benigna hiperbilirubinemija, funkcionalna žutica) - skupina bolesti i sindroma koje karakterizira žuta boja kože i sluznica, hiperbilirubinemija s normalnom funkcijom jetre, a kod glavnih oblika nema morfološke promjene u jetri i imaju benigni tijek. To uključuje posthepatički sindrom i kongenitalne hiperbilirubinemije.

UROĐENA FUNKCIONALNA HIPERBILIRUBINE-MIJA — 8432180 — skupina genetski određenih nehemolitičkih hiperbilirubinemija.

POSTHEPATIČKA HIPERBILIRUBINEMIJA — 8214321 — Vidi posthepatički sindrom

ESENCIJALNA HIPERLIPIDEMIJA (HEPATOS-PLENOMEGALIJSKA LIPOIDOZA) — 4851888 — nasljedna enzimopatija, karakterizira ju poremećaj metabolizma lipida.

HIPOVITAMINOZA — 5154231 — vidi nedostatak vitamina u pogl. Bolesti nedostatka vitamina.

FUNKCIONALNA ŽELUČANA HIPERSEKRECIJA — 5484214 — (Hiperacidno stanje, „sindrom iritabilnog želuca") - stanje koje karakterizira povećano lučenja želučanih sokova i kiselina.

DIJABETES BRONČANI — 5454589 — vidi hemokromatoza.

FUNKCIONALNI PROLJEV — 81234574 — Vidi diskinezije probavnog trakta.

CRIJEVNA DISBAKTERIOZA — 5432101 — sindrom, karakterizira ga poremećaj dinamičke ravnoteže crijevne mikroflore

DISKINEZIJA PROBAVNOG TRAKTA — 8123457 — funkcionalna bolest koja se manifestira poremećajem tonusa glatkih mišića i peristaltike probavnog sustava (jednjaka, želuca, žučnih vodova, crijeva).

SPASTIČKA DISKINEZIJA JEDNJAKA — 5481248 — (Ezogafealni spazam). Postoji primarni ezogafealni spazam koji se javlja kao posljedica kortikalne disregulacije funkcije jednjaka, i sekundarni koji nastaje kod ezofagitisa, peptičkog ulkusa i kolelitijaze.

BILIJARNA DISKINEZIJA — 58432144 — funkcionalni poremećaj tonusa i pokretljivosti žučnog mjehura i žučnih vodova.

INTESTINALNA DISKINEZIJA — 54321893 — uključuje crijevnu nervozu i refleksne poremećaje uslijed oboljenja drugih dijelova probavnog sustava (peptički ulkus, kolecistitis, kolelitijaza, upala slijepog crijeva, analna fisura, i sl.) i drugih organa (bubrežni kamenac, adneksitis, itd.).

DISPEPSIJA — 1112223 — skupni naziv za probavne smetnje pretežno funkcionalne prirode uzrokovane nedovoljnim lučenjem probavnih enzima (vidi sindrom probavne nedostatnosti) ili dugotrajnom pothranjenošću (prehrambena dispepsija).

DISTROFIJA JETRE — 9876512 — Vidi hepatoza.

DUODENITIS — 5432114 — upala dvanaesnika.

AKUTNI DUODENITIS — 481543288 — obično se javlja u kombinaciji s akutnom upalom želuca i crijeva poput akutnog gastroenteritisa, gastroenterokolitisa, a može biti kataralni, ulcerozno-erozivni i flegmonozni.

KRONIČNI DUODENITIS — 8432154 — javlja se kod nepravilne prehrane i učestalog uzimanja nadražujuće hrane te kod alkoholizma.

DUODENALNA STAZA — 8123457 — Vidi diskinezije probavnog trakta.

JEJUNITIS — 8431287 — vidi enteritis

ŽUTICA — 5432148 — Sindromi različite etiologije s karakterističnom žutom bojom kože i sluznica uzrokovanom akumulacijom bilirubina u tkivima i krvi. Ovisno o uzrocima hiperbilirubinemije razlikujemo hemolitičku (nadjetrenu), parenhimatoznu (jetrenu) i opstrukcijsku (podjetrenu).

FUNKCIONALNA ŽUTICA — 84514851 —Vidi hiperbilirubinemije funkcionalne.

KOLELITIJAZA — 0148012 — vidi pogl. Kirurški bolesti.

ZATVOR — 5484548 — sindrom višestruke etiologije koji karakterizira dugotrajno zadržavanje stolice.

ILEITIS — 8431287 — vidi enteritis

CANDIDA (KANDIDIJAZA, GLJIVIČNA INFEKCIJA) — 54842148 — skupina bolesti uzrokovane gljivom iz roda Candida.

KARDIOSPAZAM — 4895132 — vidi ahalazija kardije.

KARCINOID (KARCINOIDNI SINDROM) — 4848145 — Rijetka bolest - hormonski aktivan tumor nastao od argentofilnih stanica.

CRIJEVNA LIMFANGIEKTAZIJA — 5214321 — vidi crijevne enteropatije.

CRIJEVNA LIPODISTROFIJA — 4814548 — (Whippleova bolest, idiopatska steatoreja), sistemna bolest, uglavnom pogađa tanko crijevo, a karakterizira ju malapsorpcija masti.

CRIJEVNE KOLIKE — 8123457 — Vidi diskinezije probavnog trakta.

KOLITIS — 8454321 — upala debelog crijeva.

AKUTNI KOLITIS — 5432145 — rasprostranjena bolest, često povezana s akutnom upalom sluznice tankog crijeva (akutnim enterokolitisom), a ponekad i želuca.

KRONIČNI KOLITIS — 5481238 — jedna od najčešćih bolesti probavnog sustava. Često se pojavljuje u kombinaciji s upalnim lezijama tankog crijeva (enterokolitisom).

INSUFICIJENCIJA KARDIJALNOG SFINKTERA — 8545142 — Javlja se kod aksijalnih hernija na otvoru dijafragme jednjaka, oštećenja kardijalnog sfinktera uslijed operacije, kod sustavne sklerodermije, itd.

SINDROM CRIJEVNE MALAPSORPCIJE (MALAPSORPCIJA SINDROM) — 48543215 — sindrom koji nastaje zbog poremećaja apsorpcije u tankom crijevu.

SINDROM PROBAVNE INSUFICIJENCIJE — 9988771 — Sindrom koji karakterizira oslabljena probava u probavnom sustavu

ATONIJA ŽELUCA — 8123457 — Vidi diskinezije probavnog.trakta

AKUTNA ŽELUČANA ATONIJA — 5485671 — Pareza mišića želučane stijenke uzrokovana izravnim oštećenjem živčanih struktura.

KRONIČNI PANKREATITIS — 5891432 — kronična upala gušterače. (Akutni pankreatitis - vidi u poglavlju Kirurške bolesti.)

PNEUMATOZA ŽELUCA — 54321455 — nakupljanje zraka u želucu.

SINDROM JETRENE INSUFICIJENCIJE — 8143214 — Sindrom koji karakterizira poremećaj jedne ili više funkcija jetre zbog akutnog ili kroničnog oštećenja parenhima.

PREHRAMBENE ALERGIJE — 2841482 — lezije probavnog sustava uzrokovane alergijom na hranu, lijekove, bakterijama i nekim drugim uzrocima.

PROLJEV (DIJAREJA) — 5843218 — učestalo pražnjenje crijeva (više od 2 puta na dan) s tekućim sadržajem, nastaje uslijed brzog prolaska hrane kroz crijeva zbog njihove povećane peristaltike, malapsorpcije vode u debelom crijevu i oslobađanja značajne količine upalnih sekreta ili transudata u debelo crijevo.

SINDROM PORTALNE HIPERTENZIJE — 8143218 — Sindrom koji karakterizira povećani tlak u portalnoj cirkulaciji, širenje prirodnih portokavalnih anastomoza, ascites, splenomegalija.

POSTHEPATIČKI SINDROM (POSTHEPATIČKA HIPERBILIRUBINEMIJA, POSTHEPATIČKA ŽUTICA) — 4812819 — Sindrom koji karakterizira blaga hiperbilirubinemija s povišenom koncentracijom neizravnog (slobodnog) bilirubina u krvi. Javlja se kod nekih bolesnika s akutnim (obično virusnim) hepatitisom koji ne pokazuju druge znakove funkcionalnih i morfoloških promjena na jetri.

SKORBUT — 5432190 — vidi nedostatak vitamina (vitamin C) u poglavlju Bolesti zbog nedostatka vitamina.

NETROPSKA SPRU — 8432150 — vidi crijevna enteropatija (celijakije).

TROPSKA SPRU (TROPSKA DIJAREJA) — 5481215 — teška kronična bolest karakterizirana upalnim atrofičnim promjenama na crijevnoj sluznici, perzistenim proljevom, glositisom i normokromnom anemijom.

TUBERKULOZA PROBAVNOG SUSTAVA — 8143215 — danas je rijetka. U većini slučajeva javlja se kod ljudi s uznapredovalim oblicima plućne tuberkuloze.

WHIPPLEOVA BOLEST — 4814548 — Vidi Crijevna lipodistrofija.

ŽELUČANA FLEGMONA — 4567891 — vidi Akutni gastritis (flegmonozni).

AKUTNI KOLECISTITIS — 4154382 — Vidi poglavlje Kirurške bolesti.

KRONIČNI KOLECISTITIS — 5481245 — kronična upala žučnog mjehura.

ZINGA (SKORBUT) — 54321481 — vidi nedostatak vitamina (vitamin C) u pogl. Bolesti nedostatka vitamina (koncentracija na brojeve - vidi dijagnozu: skorbut).

CIROZA JETRE — 4812345 —.Kronična, progresivna bolest jetre koju karakterizira značajni poremećaj režnjastih struktura, hiperplazija retikuloendotelijalnih elemenata jetre i slezene, disfunkcija jetre.

PIGMENTNA CIROZA JETRE — 5454589 — vidi HEMOSIDEROZA.

EZOFAGITIS — 54321489 — upala jednjaka. Razlikujemo akutni, subakutni i kronični ezofagitis.

EZOGAFEALNI SPAZAM — 8123457 — Vidi diskinezije probavnog trakta.

ENTERITIS — 8431287 — upalna bolest sluznice tankog crijeva.

AKUTNI ENTERITIS — 54321481 — kod akutnog enteritisa patološki proces često zahvaća i želudac (gastroenteritis) i debelo crijevo (gastroenterokolitis).

KRONIČNI ENTERITIS — 5432140 — Kronični enteritis u nekim slučajevima pretežno pogađa tanko crijevo (jejunitis), a u nekim ileum (ileitis)

ENTEROKOLITIS — 8454321 — Vidi enteritis, kolitis.

ENTEROPATIJA — 8432150 — zajednički naziv za neupalne kronične crijevne bolesti koje su uzrokovane enzimopatijom ili nenormalnom strukturom stijenki debelog crijeva.

GLUTENSKA ENTEROPATIJA EUROPSKA SPRU, NETROPSKA SPRU, CELIJAKIJA ODRASLIH, IDIOPATSKA STEATOREJA — 4891483 — rijetka nasljedna crijevna bolest (enzimopatija) koju karakterizira nedostatak ili smanjenje sekrecije crijevnih enzima koji razgrađuju gluten.

HIPOLAKTAZIJA — 4845432 — nasljedna bolest uzrokovana nedostatkom ili nedovoljnom proizvodnjom disaharidaza (laktaze, maltaze, invertaze, itd.) u sluznici tankog crijeva što rezultira poremećajem probave disaharida (laktoza, maltoza, saharoza)

EKSUDATIVNA ENTEROPATIJA — 48123454 — rijetka bolest koju karakterizira abnormalno proširenje limfnih žila, povećana permeabilnost crijevne stijenke, proljev, značajan gubitak bjelančevina kroz gastrointestinalni trakt.

PEPTIČKI ULKUS JEDNJAKA — 8432182 — ulceracija stijenke donjeg dijela jednjaka uzrokovana proteolitičkim djelovanjem želučanog soka koji ulazi u jednjak zbog poremećaja funkcije kardije.

PRIMARNI DUODENALNI ULKUS (NESPECIFIČNI, IDIOPATSKI, PEPTIČKI, TROFIČKI, OKRUGLI, ITD.) — 48481452 — karakterizira ga pojava jedne ili više egzulceracija, pretežno na ileumu, koje su morfološki nalik na peptički ulkus želuca i duodenalni ulkus.

SIMPTOMATSKI ŽELUČANI ULKUS — 9671428 — akutne ili kronične žarišne lezije želučane sluznice koje se po etiologiji i patogenezi razlikuju od ulkusa, te koje predstavljaju samo jednu od karakteristika patološkog stanja organizma uzrokovanog različitim čimbenicima.

01 **ULKUS ŽELUCA I DVANAESNIKA — 8125432 —**
02 Kronična recidivirajuća bolest koja rezultira poremećajem
03 neuralnih i humoralnih mehanizama koji reguliraju sekre-
04 torne procese te dovode do nastanka ulkusa u gastroduode-
05 nalnoj zoni, želucu ili dvanaesniku.
06
07
08
09
10
11
12
13
14
15
16
17
18
19
20
21
22
23
24
25
26
27
28
29
30
31
32
33
34

01
02
03
04
05
06
07
08
09
10
11
12
13
14
15
16
17
18
19
20
21
22
23
24
25
26
27
28
29
30
31
32
33
34

POGLAVLJE 9.

BOLESTI BUBREGA I MOKRAĆNOG SUSTAVA — 8941254

AMILOIDOZA — 4512345 — u većini slučajeva, sistemna bolest koja se očituje promjenama koje dovode do nakupljanja amiloida (složenog proteinskog kompleksa -polisaharida) u izvanstaničnom prostoru te poremećaja funkcije organa.

ANOMALIJE MOKRAĆNOG SUSTAVA — 1234571 — najčešće urođene malformacije.

HIDRONEFROZA — 5432154 — očituje se kao poremećaj protoka urina, a karakteriziraju ga širenje bubrežne nakapnice, patološke promjene itersticijalnog bubrežnog tkiva i atrofija njegovog parenhima.

GLOMERULONEFRITIS — 4812351 — difuzni glomerulonefritis – imunoalergijska bolest, uglavnom utječe na krvne žile glomerula.

AKUTNI GLOMERULONEFRITIS — 4285614 —

PIJELITIS — 5432110 — upala bubrežne nakapnice.

PIJELONEFRITIS — 58143213 — nespecifična infekcija bubrega koja zahvaća bubrežni parenhim, pretežno intersticijsko tkivo, nakapnicu i čašice.

POLICISTIČNA BOLEST BUBREGA — 5421451 — nasljedna bolest koja se očituje nastankom cista u oba bubrega, a uslijed njihovog rasta dolazi do atrofije funkcije parenhima.

BUBREŽNE KOLIKE — 4321054 — sindrom koji se pojavljuje kod mnogih bubrežnih bolesti, a prvenstveno se manifestira kao oštra bol u lumbalnoj regiji.

NEFROLITIJAZA — 5432143 — Povezana je s nastankom konkremenata bubregu, to jest u njegovim čašicama i nakapnici, koje uzrokuju različite patološke promjene u bubrezima i mokraćnim putovima.

ZATAJENJE BUBREGA — 4321843 — to je sindrom koji nastaje kao posljedica teškog poremećaja bubrežne funkcije i poremećaja homeostaze, a karakterizira ga azotemija, poremećaj elektrolitske i acidobazne ravnoteže u tijelu.

AKUTNO ZATAJENJE BUBREGA — 8218882 —

KRONIČNO ZATAJENJE BUBREGA — 5488821 —

TUBERKULOZA BUBREGA — 5814543 — infektivna bolest uzrokovana mikobakterijama, a zahvaća bubrege.

AKUTNA UREMIJA — 5421822 — vidi akutno zatajenje bubrega.

KRONIČNA UREMIJA — 8914381 — vidi kronično zatajenja bubrega.

CISTITIS — 48543211 — infektivna bolest uzrokovane ulazom patogenih bakterija u mokraćni mjehur.

EKLAMPSIJA — 8149141 — Vidi akutni glomerulone-fritis.

POGLAVLJE 10.

BOLESTI KRVI — 1843214

AGRANULOCITOZA — 4856742 — smanjenje broja leukocita (manje od 1000 u 1 mkp), ili broja granulocita (manje od 750 u 1 mkp krvi).

ANEMIJA (SLABOKRVNOST) — 48543212 — smanjenje ukupnog hemoglobina u krvi koji, osim kod akutnog krvarenja, uzrokuje nižu koncentraciju hemoglobina po jedinici volumena krvi.

POSTHEMORAGIJSKA AKUTNA ANEMIJA — 9481232 — Anemija uzrokovana akutnim krvarenjem.

SIDEROBLASTIČNA ANEMIJA — 4581254 — karakteriziraju je hipokromija eritrocita, povišena razina željeza u serumu, taloženje željeza s kliničkom slikom hemosideroze organa.

ANEMIJA KOD TROVANJA OLOVOM — 1237819 — uzrokovana poremećajem sinteze hema i porfirina.

MEGALOBLASTIČNA ANEMIJA — 5481254 — Skupina anemija čija je zajednička značajka prisutnost megaloblastičnih stanica eritroidne loze u koštanoj srži koje svoje osobine zadržavaju i u kasnijim fazama diferencijacije što rezultira poremećajem sinteze DNA i RNA.

HEMOLITIČKA ANEMIJA — 5484813 — uzrokovana prekomjernim razaranjem eritrocita

HEMOLITIČKA ANEMIJA AUTOIMUNE ETIOLO-GIJE — 5814311 — uzrokovana djelovanjem antitijela na eritrocite

APLASTIČNA (HIPOPLASTIČNA) ANEMIJA — 5481541 — skupina bolesti koje karakterizira postupno smanjenje sadržaja formiranih elemenata u perifernoj krvi i koštanoj srži.

ANEMIJA SRPASTIH STANICA — 7891017 — U velikoj skupini bolesti uzrokovanih poremećajima aminoki-selinskog sastava hemoglobina - hemoglobinopatija, najčešća je anemija srpastih stanica.

GAUCHEROVA BOLEST — (RETIKULOZA) — 5145432 — nasljedni nedostatak enzima beta- glukocerebro-zidaze koji dovodi do poremećaja korištenja lipida - gluko-cerebrozida i njihovo nakupljanje u makrofazima slezene, koštane srži, jetre

LEUKEMIJE/LIMFOMI IZVAN KOŠTANE SRŽI — 54321451 — HEMATOSARKOMI I I LIMFOMI (LIM-FOCITOMI) - tumori hematopoetskih stanica. U početnim fazama ne utječu na koštanu srž, a mogu se formirati u krv-nim stanicama (hematosarkomi) i zrelim limfocitima (lim-fomi ili limfocitomi).

PARAPROTEINEMIJE — 8432184 — Posebna sku-pina tumora limfnog sustava u kojem tumorske stanice (lim-fociti ili plazmociti) sintetiziraju imunoglobulin (Ig).

01   **HEMORAGIJSKA DIJATEZA — 5148543 —** bolest
02   koju karakterizira sklonost prema krvarenju
03
04   **HEMORAGIJSKA DIJATEZA ZBOG POREME-**
05   **ĆAJA KRVNIH ŽILA — 54815438 —** Rendu-Oslerova
06   bolesti (nasljedna teleangiektazija, hemoragijska angioma-
07   toza).
08
09   **DISPROTROMBINEMIJA — 5481542 —** Hemoragij-
10   ska dijateza uzrokovana nedostatkom faktora protrombin-
11   skog kompleksa (nasljednih i stečenih).
12
13   **LEUKEMOIDNE REAKCIJE — 5814321 —** Pro-
14   mjene u krvi i organima hematopoeze (poput leukoze i drugih
15   tumora hematopoetskog sustava) koje su uvijek reaktivne i ne
16   prelaze u te tumore na koje nalikuju.
17
18   **LEUKEMIJA — 5481347 —** Pojam koji objedinjuje
19   mnoge tumore krvotvornih sustava koji potječu od hemato-
20   poetskih stanica, a zahvaćaju koštanu srž.
21
22   **HODGKINOV LIMFOM — 4845714 —** Tumor limfnih
23   čvorova u kojem se pronalaze Reed-Sternbergove stanice.
24   Etiologija je nepoznata.
25
26   **RADIJACIJSKE BOLESTI, AKUTNE RADIJA-**
27   **CIJSKE BOLESTI — 481543294 —** različite bolesti koje
28   nastaju kao rezultat nestanka podijeljenih stanica organizma
29   uslijed kratkoročnog (do nekoliko dana) izlaganja velike
30   površine tijela ionizirajućem zračenju.
31
32   **MIJELOCITOZA — 5142357 —** prisutnost krvnih sta-
33   nica u koštanoj srži - mijelocita, promijelocita, eritrokario-
34   cita, megakariocita.

NASLJEDNA ELIPTOCITOZA — 51454323 — dominantno nasljedni oblik poremećaja eritrocita, ponekad je popraćena povećanom hemolizom.

NASLJEDNA STOMATOCITOZA — 4814581 — dominantno nasljedna anomalija oblika eritrocita, ponekad je popraćena intracelularnom hemolizom,

NASLJEDNA NEUTROPENIJA — 8432145 — skupina rijetkih nasljednih bolesti koje karakterizira gotovo potpuni izostanak neutrofila u krvi, a može biti stalna (perzistentna neutropenija) ili se javljati u redovnim razmacima (povremena neutropenija).

PAROKSIZMALNA NOĆNA HEMOGLOBINURIJA (PNG) — 5481455 — (Marchiafava-Bignamijeva bolest, paroksizmalna noćna hemoglobinurija sa stalnom hemosiderinurijom) - vrsta stečene hemolitičke anemije kod koje se javlja stalna intravaskularna hemoliza, hemosiderinurija, inhibicija granulocita i trombocitopoeza.

TALASEMIJA — 7765437 — skupina nasljednih hemolitičkih anemija koju karakterizira izražena hipokromija eritrocita uslijed normalne ili povišene razine željeza u serumu.

TROMBOCITOPATIJA — 5418541 — Bolesti koje se temelje na urođenim (često nasljednim) ili stečenim kvalitativnim nedostatkom trombocita.

HEMATOGENA TROMBOFILIJA — 4814543 — stanje koje karakterizira sklonost prema repetitivnoj trombozi krvnih žila (vena uglavnom) na različitim mjestima, zbog poremećaja sastava i svojstava krvi.

01   **FAVIZAM — 54321457** — nastanak akutnog hemolitič-
02 kog sindroma kod nekih pojedinaca s nedostatkom glukoza-
03 6-fosfat dehidrogenaze (uslijed koznumiranja boba ili udisa-
04 nja polena ove biljke).
05
06   **KRONIČNA RADIJACIJSKA BOLEST — 4812453 —**
07 je bolest uzrokovana učestalom izlaganju zračenju u malim
08 dozama koje ukupno iznose više od 100 rada.
09
10   **MIJELOSUPRESIJA UZROKOVANA CITOSTATI-**
11 **CIMA — 4812813** — bolest koja obuhvaća više sindroma,
12 a javlja se kao posljedica utjecaja citotoksičnih faktora na
13 tijelo, zbog gubitka diferenciranih stanica prvenstveno -
14 koštane srži, epitela probavnog trakta. Kao česta manifesta-
15 cija citostatičkih bolesti javlja se jetrena bolest.
16
17
18
19
20
21
22
23
24
25
26
27
28
29
30
31
32
33
34

01
02
03
04
05
06
07
08
09
10
11
12
13
14
15
16
17
18
19
20
21
22
23
24
25
26
27
28
29
30
31
32
33
34

POGLAVLJE 11

ENDOKRINE I METABOLIČKE BOLESTI — 1823451

AKROMEGALIJA — 1854321 — bolest uzrokovana prekomjernom proizvodnjom hormona rasta, a karakterizira ju nesrazmjeran rast kostiju, mekih tkiva i unutarnjih organa.

KONGENITALNI POREMEĆAJI SEKSUALNE DIFERENCIJACIJE — 5451432 — Bolesti definirane kromosomskim abnormalnostima.

ADRENOGENITALNI SINDROM — 89143212 — Očitovanje sekundarnih muških spolnih obilježja kod žena zbog visoke koncentracije muških spolnih hormona.

HIPERINZULINIZAM (HIPOGLIKEMIJSKA BOLEST) — 48454322 — bolest karakterizirana hipoglikemijskim epizodama uslijed povećanog lučenja inzulina od strane beta stanica gušterače zbog hormonalno aktivnog tumora u Langerhansovom otočiću (inzulinomi) ili difuzne hiperplazije tih stanica.

HIPERPARATIREOIDIZAM — 5481412 — (Generalizirana fibrozna osteodistrofija, Von Recklinghausenova bolest) bolest nepoznate etiologije, karakterizira ju hipertrofija funkcije paratireoidnih žlijezdi.

HIPERPROLAKTINEMIJA — 4812454 — sindrom galaktoreje i amenoreje kod žena i hipogonadizma kod muškaraca.

HIPOGONADIZAM (MUŠKI) — **48143121** — patološko stanje uzrokovano nedovoljnim lučenjem androgenih hormona u organizmu.

HIPOPARATIREOIDIZAM (TETANIJA) — **4514321** — Bolest koju karakterizira oslabljena funkcija paratireoidnih žlijezdi, povećana neuromuskularna iritabilnost i spazmički sindrom.

HIPOTIREOZA (MIKSEDEM) — **4812415** — Bolest koju karakterizira oslabljena funkcija štitnjače.

PITUITARNI NANIZAM (PATULJASTI RAST) — **4141414** — Bolest koju karakterizira poremećaj rasta i fizički invaliditet.

DIABETES INSIPIDUS — **4818888** — bolest uzrokovana poremećajem hipotalamohipofizarnog sustava koju karakterizira polidipsija i poliurija

DIABETES MELLITUS — **8819977** — poremećaj uzrokovan apsolutnim ili relativnim nedostatkom inzulina u tijelu, a karakterizira ga snažan poremećaj metabolizma ugljikohidrata, s hiperglikemijom i glikozurijom (glukoze u urinu), kao i drugi metabolički poremećaji.

JUVENILNA DISFUNKCIJA HIPOFIZE — **4145412** — disfunkcija hipotalamo-hipofizarnog sustava uz povećano lučenje hormona rasta i adrenokortikotropnog hormona, te poremećaj lučenja gonadotropin-otpuštajućeg hormona.

DIFUZNA TOKSIČNA GUŠAVOST, (GRAVESOVA BOLEST, BASEDOWLJEVA BOLEST) — **5143218** — Bolest koju karakterizira hiperplazija i hiperfunkcija štitnjače.

ENDEMIČNA GUŠAVOST — 5432178 — bolest koja pogađa stanovnike određenih geografskih područja, a karakterizira ju povećanje štitnjače.

CUSHINGOVA BOLEST — 54321458 — karakterizira ju poremećaj funkcije hipotalamo-hipofizarno - nadbubrežnog sustava, a kao simptom javlja se povećano lučenje kortikosteroida.

PITUITARNA INSUFICIJENCIJA PANHIPOPITUI-TARIZAM, DIENCEFALIČNA, PITUITARNA KAHEK-SIJA, PANHIPOPITUITARIZAM — 48143214 — bolest koju karakterizira guibtak ili slabljenje funkcije hipotalamo-hipofizarnog sustava sa sekundarnom hipofunkcijom perifernih endokrinih žlijezda.

MIKSEDEM — 4812415 — Vidi hipotireoza.

NADBUBREŽNA INSUFICIJENCIJA — 4812314 — sindrom uzrokovan primarnom lezijom kore nadbubrežne žlijezde (Addisonova bolest) ili sekundarnim promjenama uslijed smanjenja sekrecije adrenokortikotropnog hormona (ACTH).

GOJAZNOST — 4812412 — prevelika težina zbog nakupljanja masnog tkiva.

TUMORI — 4541548 — endokrine bolesti tumorske prirode vidi akromegalija, adrenogenitalni sindrom, hiperinzulinizam, hiperparatireoidizam, feokromocitom.

PRIJEVREMENI SPOLNI RAZVOJ — 4814312 — prerano sazrijevanje spolnih organa kod djevojčica do 8 godina i dječaka do 10 godina.

TIREOIDITIS — 4811111 — Upalna bolest štitne žlijezde. Difuzna bolest štitnjače zove se struma.

FEOKROMOCITOM — 4818145 — Bolest uzrokovana benignim ili malignim tumorom kromafinih stanica u nadbubrežnim žlijezdama ili izvan njih.

POGLAVLJE 12.

PROFESIONALNE BOLESTI — 4185481

PROFESIONALNE BOLESTI UZROKOVANE UTJECAJEM KEMIJSKIH FAKTORA — 9916514 — Bolesti uzrokovane djelovanjem nadražujućih otrovnih tvari

PROFESIONALNE BOLESTI UZROKOVANE UTJECAJEM FIZIČKIH FAKTORA (VIBRACIJSKA BOLEST) — 4514541 — vibracijska bolest uzrokovana dugotrajnom (najmanje 3-5 godina) izloženošću vibracijama u proizvodnom pogonu.

PROFESIONALNE BOLESTI UZROKOVANE PRE-NAPREZANJEM POJEDINIH ORGANA I SUSTAVA — 4814542 — bolesti uzrokovane kroničnim prekomjernim naprezanjem, mikrotraumamama te brzim i repetitivnim pokretima.

BOLESTI POVEZANE S IZLOŽENOŠĆU BIOLOŠ-KIM ČIMBENICIMA — 81432184 — Vidi pogl. 14. Zarazne bolesti.

POGLAVLJE 13.

AKUTNA TROVANJA — 4185412

AKUTNA TROVANJA — bolesti uzrokovane unosom endogenih i egzogenih tvari u tijelo kroz usta (peroralno trovanje) -5142154, preko dišnih puteva (inhalacijsko trovanje) - 4548142, putem nezaštićene kože (perkutano trovanje) - 4814823, nakon injiciranja toksičnih doza lijekova (injekcijska trovanja) ili uvođenje raznih toksičnih tvari u tjelesne šupljine (rektum, vagina, uho, itd.) — **4818142** —

PSIHONEUROLOŠKI POREMEĆAJI — **9977881** — poremećaji uzrokovani akutnim trovanjem. Do mentalnih, neuroloških i somatovegetitavnih poremećaja može doći izravnim djelovanjem toksina na različite strukture središnjeg i perifernog živčanog sustava (egzogena toksikoza) ili intoksikacijom drugih organa i sustava, prije svega jetre i bubrega (endogena toksikoza).

OŠTEĆENJE BUBREGA (TOKSIČNA NEFROPATIJA) — **5412123** — nastaje kod trovanja nefrotoksičnim otrovima (antifrizom, korozivnim živinim sublimatom, dikloretanom, ugljikovim tetrakloridom, itd.).-

OŠTEĆENJE JETRE (TOKSIČNA HEPATOPATIJA) — **48145428** — Razvija se kod akutnih trovanja jetrenim otrovima (dikloretanom, ugljikovim tetrakloridom), nekim biljnim otrovima i lijekovima (kvinakrin).

EGZOTOKSIČNI ŠOK — 4185421 — oslabljena funkcija kardiovaskularnog sustava u toksikogenoj fazi trovanja.

AKUTNA TROVANJA ZBOG UGRIZA ZMIJA I OTROVNIH ČLANKONOŽACA — 4812521 —

UGRIZI ZMIJE — 4114111 — izaziva akutno trovanje uslijed specifičnog djelovanja otrova – produkta otrovnih žlijezda zmija.

UBOD ŠKORPIONA — 4188888 — uzrokuje oštru bol u području uboda koja često iradira po spletu živaca

UBOD OTROVNOG PAUKA CRNE UDOVICE — 8181818 — ne uzrokuje izražene lokalne reakcije na otrov, ali uzrokuje poremećaj općeg stanja.

UBODI OSA I PČELA — 9189189 — prate ga lokalna bolna reakcija, umjereno crvenilo i otok.

POGLAVLJE 14.

ZARAZNE BOLESTI — 5421427

AMEBIJAZA (AMEBNA DIZENTERIJA) — 1289145 — Infekcija protozoama karakterizirana ulcerativnim lezijama debelog crijeva, a u nekim slučajevima složenim apscesima jetre, pluća i drugih organa.

BALANTIDIJAZA — 1543218 — Infekcija protozoama karakterizirana ulcerativnim lezijama debelog crijeva i teškim tijekom bolesti.

BJESNOĆA (HIDROFOBIJA) — 4812543 — akutna virusna infekcija koja se javlja uslijed dodira sline zaražene životinje s kožom čovjeka.

BOLEST MAČJEG OGREBA (NEBAKTERIJSKI REGIONALNI LIMFADENITIS) — 48145421 — akutna infekcija koja se javlja nakon kontakta sa zaraženim mačkama (ugriz, ogrebotinam dodir sa slinom).

VIRUSNI HEPATITIS — 5412514 — vidi virusni hepatitis

BRILL-ZINSSEROVA BOLEST (PONOVNI PJEGAVAC, RECIDIV TIFUSA PJEGAVCA) — 514854299 — Recidiv epidemijskog tifusa pjegavca koji nastaje mnogo godina nakon preboljenja.

BOTULIZAM — 5481252 — trovanje botulinum, toksinom koji se akumulira u hrani.

BRUCELOZA — 4122222 — Zoonozna, zarazna i alergijska bolest uzrokovana različitim vrstama bakterija iz roda Brucella.

VAKCINIJA — 4848148 — blagi oblik velikih boginja (vidi boginje).

VIRUSNI HEPATITIS A I B (BOTKINA BOLEST) — 5412514 — Rasprostranjena infektivna virusna bolest koja nastaje uslijed intoksikacije. Primarno uzrokuje lezije jetre, a u nekim slučajevima i žuticu.

HELMINTOZA — 5124548 — bolesti uzrokovane parazitskim crvima - glistama i njihovim ličinkama.

ALVEOLARNA EHINOKOKOZA — 5481454 — uzročnik je alveococcus u stadiju larve.

ANKILOSTOMOZA — 4815454 — helmintoza uzrokovana parazitima iz roda ankilostoma koji parazitiraju u tankom crijevu čovjeka, najčešće u dvanaesniku.

ASKAROZA — 4814812 — uzročnik je parazit iz roda askarida koji u odrasloj fazi parazitira u tankom crijevu.

HIMENOLEPIDOZA — 54812548 — uzročnik - patuljasta trakavica

DIFILOBOTRIOZA — 4812354 — uzročnik - široka trakavica.

KLONORHOZA — 5412348 — Helmintoza uzrokovana trematodama iz roda Clonorchis sinensis.

METAGONIMOZA — 54812541 — helmintoza, uzrokovana sitnim trematodama. Uzročnik je metagonimus, parazit koji se nalazi u crijevima čovjeka, psa, mačke, svinje.

OPISTORHOZA — 5124542 — uzročnik je Opisthorchis felineus ili sibirski metilj koji parazitira u žučnim vodovima jetre, žuči i gušterače čovjeka, mačaka, pasa, itd.

STRONGILOIDOZA — 54812527 — uzročnik je Strongyloides stercoralis, parazitira u crijevnoj stijenci (uglavnom dvanaesnika), ponekad u vodovima jetre i gušterače, a tijekom migracija može se naći i u bronhima i plućima.

TENIDOZA UZROKOVANA GOVEĐOM TRAKAVICOM — 4514444 — uzročnik je goveđa trakavica.

TENIDOZA UZROKOVANA SVINJSKOM TRAKAVICOM — 4855555 — uzročnik je svinjska trakavica koja kod ljudi može parazitirati ne samo u poluzreloj, već i u stadiju larve, što uzrokuje bolest - cisticerkozu.

TRIHINELOZA (TRIHINOZA) — 7777778 — uzročnik je trihinela

TRIHOSTRONGILOIDOZA — 9998888 — Uzročnik je sitni helmint iz obitelji trihostrongilida.

TRIHOCEFALOZA — 4125432 — uzročnik je trihocefalus koji parazitira u debelom crijevu

METILJAVOST — 4812542 — Uzročnik je jetreni metilj (Clonorchis)

CISTICERKOZA — 4512824 — razvija se kad u želudac dođu jajašca svinjske trakavice (preko kontaminirane hrane, prljavih ruku, kad zreli segmenti dospiju iz crijeva u želudac, npr. uslijed povraćanja bolesnika zaraženih poluzrelim oblikom svinjske trakavice). Uzročnik je stadij larve svinjske trakavice (cysticercus).

SHISTOSOMOZA (BILHARCIOZA) — 48125428 — helmintoza koja zahvaća urogenitalni sustav, crijeva, jetru, slezenu, povremeno pluća i živčani sustav, a izvor zaraze se nalazi u tropskim i suptropskim klimama.

ENTEROBIOZA — 5123542 — uzročnik je dječja glista - Enterobius vermicularis koja parazitira u donjem dijelu tankog i debelog crijeva.

EHINOKOKOZA — 5481235 — stadij larve Echinococcus, parazitira u jetri, plućima i drugim organima.

HEMORAGIJSKA GROZNICA — S BUBREŽNIM SINDROMOM, ILI HEMORAGIJSKI NEFROZONE-FRITIS — 5124567 — akutna virusna bolest koja se manifestira znakovima infekcije, groznicom, određenim bubrežnim sindromom i krvarenjem.

HERPETIČNA INFEKCIJA — 2312489 — bolesti uzrokovane virusom herpes simplex, a karakteriziraju ih lezije na koži, sluznicama. U nekim slučajevima mogu uzrokovati ozbiljna oštećenja očiju, živčanog sustava i unutarnjih organa.

GRIPA — 4814212 — akutna virusna infektivna bolest koju uzrokuju antroponoze, a prenosi se kapljično.

DIZENTERIJA — 4812148 — infektivna bolest koja se prenosi fekooralnim putem, a uzrokuju ju razne vrste shigella.

DIFTERIJA — 5556679 — akutna infektivna bolest koja se prenosi kapljičnim putem, a karakterizira ju poremećaj funkcije kardiovaskularnog i živčanog sustava uzrokovan toksinom, lokalni upalni procesi te fibrozne nakupine.

JERSINIOZA — 5123851 — akutna infektivna bolest koja spada pod zoonoze

KAMPILOBAKTERIOZA — 4815421 — akutna infektivna bolest koja spada pod zoonoze.

HRIPAVAC — 4812548 — Akutna infektivna bolest koja se prenosi kapljičnim putem, a uzrokuju ju antroponoze. Glavno obilježje su napadaji grčevitog kašlja.

OSPICE — 4214825 — Akutna virusna infektivna bolest koja se prenosi kapljičnim putem, a pogađa uglavnom djecu. Karakterizira ju groznica, poremećaj općeg stanja, respiratorni katar i makulopapularni osip.

RUBEOLA — 4218547 — akutna virusna infektivna bolest koja se prenosi kapljičnim putem, a karakterizira ju kratkotrajna groznica, osip i oteknuće limfnih čvorova na vratu i zatiljku.

LEGIONELOZA BOLEST LEGIONARA, PITTSBURŠKA PNEUMONIJA, PONTIJSKA GROZNICA, INFEKCIJA LEGIONELLOM — 5142122 — akutna infektivna bolest uzrokovana različitim vrstama bakterija iz roda Legionella. Karakterizira ju groznica, poremećaj općeg stanja, bolest ima težak tijek jer napada pluća, središnji živčani sustav, probavne organe.

LIŠMENIOZA — 5184321 — parazitska bolest uzrokovana protozoama iz roda Leishmania.

LEPTOSPIROZA — 5128432 — akutna bolest uzrokovana različitim serotipovima bakterije leptospira.

LISTERIOZA — 5812438 — infektivna bolest iz skupine zoonoza, karakterizira je polimorfizam kliničkih znakova.

Q-GROZNICA — 5148542 — akutna bolest karakterizirana vrućicom poput one kod rikecioze, a simptomi su poremećaj općeg stanja i često dolazi do oštećenja pluća.

MABURŠKA GROZNICA (MARIDI HEMORAGIJSKA GROZNICA, EBOLA) — 5184599 — akutna virusna bolest koja ima težak tijek, visoku smrtnost, a karakterizira ju hemoragijski sindrom, oštećenje jetre, probavnog trakta i središnjega živčanog sustava.

LAMBLIOZA — 5189148 — Giardijaza – ima kliničku sliku crijevne disfunkcije ili asimptomatskog nositelja parazita.

MALARIJA — 5189999 — akutna bolest uzrokovana protozoama, a karakteriziraju ju ciklička izmjena groznice i mirnih razdoblja, anemija, povećana jetra i slezena.

MENINGOKOKNA INFEKCIJA — 5891423 — uzrokovana meningokokima, a javlja se u obliku akutnog nazofaringitisa, gnojnog meningitisa i meningokokcemije.

MIKOPLAZMOZA — 5481111 — akutna infektivna bolest uzrokovana mikoplazmama.

INFEKTIVNA MONONUKLEOZA — 5142548 — virusna infektivna bolest karakterizira ju blastična transformacija limfocita, nastajanje ovih specifičnih stanica u perifernoj krvi, reaktivni limfadenitis, povećani limfni čvorovi i slezena.

PSITAKOZA — 5812435 — akutna infektivna bolest uzrokovana klamidijom. Simptomi su: povišena temperatura, poremećaj općeg stanja, povećanje jetre i slezene, a pogađa i pluća i živčani sustav.

VODENE KOZICE — 48154215 — akutna virusna bolest, prenosi se kapljičnim putem, a javlja se pretežno u dječjoj dobi. Karakterizira ju groznica, papulovezikularni osip, a bolest ima benigni tijek.

BOGINJE — 4848148 — akutna vrlo zarazna virusna bolest s teškim tijekom, karakterizira ju groznica i pustularni osip.

AKUTNE RESPIRATORNE INFEKCIJE ARI, AKUTNI KATAR GORNJIH DIŠNIH PUTEVA, AKUTNE RESPIRATORNE INFEKCIJE) — 48145488 — široko su rasprostranjene, a karakterizira ih opća intokskacija i primarni napad na dišne puteve.

HRIPAVAC UZROKOVAN BORDETELLA PERTUSSISOM — 2222221 — akutna infektivna bolest uzrokovana bacilima Bordetella parapertussi, slična je blagom obliku pertusisa.

EPIDEMIJSKI PAROTITIS (MUMPS) — (ZAUŠ-NJACI) — 3218421 — akutna virusna infektivna bolest koja pogađa uglavnom djecu do 15. Godine. Karakterizira ju upala žlijezda slinovnica i drugih žljezda, a često ju prati razvoj seroznog meningitisa.

PEDIKULOZA (UŠLJIVOST) — 48148121 — parazitiranje malih kukaca koji se hrane krvlju - ušiju na ljudima.

TROVANJE HRANOM BAKTERIJSKIM TOKSI-NIMA — 5184231 — bolesti koje se javljaju nakon uzimanja hrane koja je kontaminirana različitim mikroorganizmima i bakterijama te sadrži bakterijske toksine.

PSEUDOTUBERKULOZA — 514854212 — Akutna infektivna bolest iz skupine zoonoza, karakterizira ju groznica, poremećaj općeg stanja, a zahvaća tanko crijevo, jetru, i često uzrokuje osip sličan šarlahu.

CRVENI VJETAR — 4123548 — akutna streptokokna bolest koju karakterizira nastanak lezija na koži s oštro ograničenim upalnim žarištima, groznica i poremećaj općeg stanja, te česti recidivi.

ROTAVIRUSNA INFEKCIJA — 5148567 — akutna virusna bolest od koje prvenstveno obolijevaju djeca

SALMONELOZA — 5142189 — akutna infektivna bolest uzrokovana salmonelom, a prenosi se hranom.

ANTRAKS — 9998991 — kod ljudi se javlja u obliku kožne, plućne, crijevne i septičke bolesti.

ŠARLAH — 5142485 — Akutna antroponoza koja se prenosi kapljično, a obolijevaju uglavnom djeca mlađa od

10 godina. Karakterizira ju groznica, poremećaj općeg stanja, upala grla i točkasti osip.

TETANUS — 5671454 — Akutna infektivna bolest, karakteriziraju ju teško oštećenja živčanog sustava uzrokovano bakterijskim toksinima, a koje je popraćeno toničnim i kloničkim konvulzijama, poremećajem termoregulacije.

SINDROM STEČENE IMUNODEFICIJENCIJE -AIDS) — 5148555 — Vrlo opasna virusna bolest koju karakterizira duga inkubacija, smanjenje staničnog imuniteta, razvoj sekundarnih infekcija (virusnih, bakterijskih, protozoa) i tumorskih bolesti koje u većini slučajeva imaju fatalan ishod.

TIFO-PARATIFUS BOLESTI (TIFUS, PARATIFUS A I B) — 1411111 — Skupina akutnih zaraznih bolesti koje se prenose fekooralnim putem, a uzrokovane su salmonelom i slične su kliničkoj slici salmoneloze.

PJEGAVAC (EPIDEMIJSKI PJEGAVAC) — 1444444 — akutna rikecioza, karakterizira ju vrućica, poremećaj općeg stanja, oštećenje krvnih žila i živčanog sustava.

MURINI PJEGAVAC — 5189499 — akutna infektivna bolest, karakterizira ju groznica, poremećaj općeg stanja, pojava primarnog afekta i makulo-papulozni osip.

TOKSOPLAZMOZA — 8914755 — parazitska bolest, karakterizira ju kronični tijek, oštećenje živčanog sustava, limfadenopatija, povećana jetra i slezena, često je popraćena oštećenjem miokarda, mišića i očiju.

TULAREMIJA — 4819489 — akutna infektivna bolest iz skupine zoonoza.

KOLERA — 4891491 — akutna infektivna bolest koja se prenosi fekooralnim putem, a uzrokuje ju vibrio cholerae.

KUGA — 8998888 — akutna infektivna bolest uzrokovana bacilom kuge.

ENTEROVIRUSNE INFEKCIJE — 8123456 — akutna infektivna bolest uzrokovana crijevnim virusima: često uzrokuje oštećenje CNS-a, mišića i kože.

KRPELJNI MENINGOENCEFALITIS — 7891010 — Akutna neurovirusna infekcija, karakterizira ju oštećenje sive tvari mozga i leđne moždine.

INFEKCIJE ESCHERICHIOM COLI — 1238888 — bolest uzrokovana raznim sojevima enteropatogenske Escherichie coli

VEZIKULOZNI STOMATITIS — 9912399 — Akutna virusna bolest karakterizirana groznicom, poremećajem općeg stanja, aftoznim lezijama oralne sluznice, oštećenjima kože dlanova ruke.

POGLAVLJE 15.

BOLESTI NEDOSTATKA VITAMINA — 1234895

NEDOSTATAK VITAMINA: (AVITAMINOZA) — 5451234 — (hipovitaminoza) — skupina bolesti koje se razvijaju kada se u organizam ne unosi dovoljna količina jednog ili više vitamina ili njihov potpuni izostanak u prehrani.

MANJAK VITAMINA A (RETINOLA) — 4154812 — Nastaje uslijed nedostatka vitamina A i karotena u prehrani, poremećaja njegove apsorpcije u crijevima i sinteze vitamina A iz karotena u tijelu.

MANJAK VITAMINA B1 (TIAMINA) — 1234578 — HIPOVITAMINOZA I AVITAMINOZA B1 (Beri Beri, alimentarni polineuritis) javlja se kod nedostatka tog vitamina u prehrani (prehrana na bazi oljuštene riže lišena vitamina B1 koja je rasprostranjena u istočnoj i jugoistočnoj Aziji), poremećaja njegove apsorpcije u crijevima i njegove asimilacije (s teškim lezijama crijeva, stalnim povraćanjem, dugotrajnim proljevom itd.).

MANJAK VITAMINA B2 (RIBOFLAVINA) — 1485421 — nastaje uslijed nedostatka vitamina B2 u prehrani ili poremećaja njegove apsorpcije u crijevima i njegove asimilacije (fosforilacija) ili povećane potrošnje u organizmu.

NEDOSTATAK NIKOTINSKE KISELINE (VITAMINA PP, VITAMINA B3) — 1842157 — uvjetovan je nedovoljnim uzimanjem tog vitamina putem prehrane (uglavnom kukuruzna prehrana), nedovoljnom apsorpcijom u crijevima (kod raznih bolesti želuca i tankog crijeva) ili visokom insolacijom ili povećanom potrebom za ovim vitaminom (trudnoća, teški fizički rad, itd.).

MANJAK VITAMINA B6 (PIRIDOKSINA) — **9785621** — Kod odraslih uočen je samo u endogenom obliku: kod pomanjkanja bakterijske flore u crijevima (koja sintetizira piridoksin u količinama dovoljnim za tijelo), kod dugotrajnog uzimanja antibiotika, sulfanomida i TBC lijekova, pogotovo uz istodobno povećanje potrebe za ovim vitaminom (značajno fizičko opterećenje, trudnoća, itd.).

MANJAK VITAMINA C (NEDOSTATAK ASKORBINSKE KISELINE, AVITAMINOZA C, SKORBUT) — **4141255** —

MANJAK VITAMINA D — **5421432** — Najveću važnosti ima nedostatak vitamina D2 (ergokalciferol) i D3 (kolekalciferol).

MANJAK VITAMINA K — **4845414** — kod odraslih je rijetka pojava, povezan je s kolestazom koja je neophodna za apsorpciju filokinona (uslijed opstrukcije i kompresije žučnih vodova, kao i kod kroničnih bolesti crijeva - vidi sindrom nedostatka apsorpcije).

HIPOPOLIAVITAMINOZA, POLIAVITAMINOZA — **4815432** — javljaju se učestalije nego izolirani nedostatak jednog od vitamina.

POGLAVLJE 16.

DJEČJE BOLESTI — 18543218

ADRENOGENITALNI SINDROM — 45143213 — skupina nasljednih autosomno recesivnih bolesti koje uzrokuje nedostatak enzima u lancu sinteze hormona nadbubrežne žlijezde.

RESPIRATORNE ALERGIJE — 45143212 — skupina bolesti uzrokovanih alergijom dišnih putova.

ALERGIJSKI RINITIS I SINUSITIS — 5814325 — najčešći kod djece od dvije do četiri godine, rijetko se javlja u izoliranom obliku, češće u kombinaciji s bolestima grkljana, ždrijela, ponekad slušnih cijevi, srednjeg uha.

ALERGIJSKI LARINGITIS — 58143214 — Češći je kod male djece. Može imati i recidive: periodički se pojavljuje grub kašalj i promuklost.

ALERGIJSKI TRAHEITIS — 514854218 — očituje se opetovanim epizodama perzistentnog kašlja, obično noću, izazivajući bol uz poremećaj sna djeteta.

ALERGIJSKI BRONHITIS — 5481432 — karakteriziraju ga učestali recidivi (više puta mjesečno), perzistentan, često paroksizmalni kašalj koji se javlja uglavnom noću, a u plućima se uz suhi kašalj čuju i vlažni hropci, ekspiratorno teško disanje nije izraženo.

ALERGIJSKE UPALE PLUĆA — 51843215 — jedan od rijetkih oblika dijagnoze alergijske bolesti dišnog sustava.

FETALNI ALKOHOLNI SINDROM (ALKOHOLNA EMBRIOFETOPATIJA, FETALNI ALKOHOLNI SINDROM) — 4845421 — objedinjuje različite bolesti grupirane prema kombinaciji i stupnju težine poremećaja u psihofizičkom razvoju djeteta, a koje su uzrokovane zloupotrebom alkohola prije i tijekom trudnoće.

MANJAK ALFA-1-ANTITRIPSINA — 1454545 — niz nasljednih bolesti koje se temelje na alfa1-antitripsinu – glikoproteinu koji se sintetizira u jetri i dovodi do povećanog nakupljanja proteolitičkih enzima i posljedičnog oštećenja tkiva.

ANEMIJA — 48543212 — Vidi poglavlje 10. Bolesti krvi.

SIDEROPENIČNE ANEMIJE — 1458421 — Na njezin nastanak utječe nekoliko čimbenika: ograničene rezerve željeza kod dojenčadi i niske rezerve kod nedonoščadi, nedostatak željeza u prehrani, crijevni poremećaji apsorpcije željeza.

HEMOLITIČKA ANEMIJA USLIJED TROVANJA — 45481424 — Nastaje uslijed slučajnog trovanja (fenacetinom, nitrofuranima, sulfonamidima, anilinskim bojama, derivatima nitrobenzena, naftalinom).

ASPIRACIJA STRANIH TIJELA — 4821543 — aspiracija organskih i anorganskih stranih tijela.

BRONHALNA ASTMA — 58145428 — alergijska bolest, očituje se učestalim napadajima gušenja uzrokovanih

opstrukcijom bronha uslijed spazma, edema sluznice i poja-
čane sekrecije.

AKUTNI BRONHITIS — 5482145 — upalna bolest
bronha različite etiologije.

**HEMORAGIJSKI VASKULITIS (KAPILARNA
TOKSIKOZA, HENOCH-SCHONLEINOVA PURPURA)
— 5128421 —** alergijske bolesti s točkastim krvarenjima na
koži, ponekad i bolovima u trbuhu, te bolovima i oticanjem
zglobova.

GALAKTOZEMIJA — 48125421 — nasljedna bolest
koja se temelji na metaboličkom bloku kod pretvaranja galak-
toze u glukozu.

**HEMOLITIČKA BOLEST NOVOROĐENČETA —
5125432 —** hemolitička žutica kao posljedica imunološke
reakcije majke na fetus zbog nepodudarnosti antigena eritro-
cita.

**HEMORAGIJSKA BOLEST NOVOROĐENČETA —
5128543 —** skupina sindroma uzrokovanih tranzitnim nedo-
statkom nekih faktora zgrušavanja krvi u ranom novorođe-
načkom razdoblju.

HEMOFILIJA — 548214514 — nasljedni recesivni
poremećaj vezan uz X kromosom.

HEPATITIS — 5814243 — Vidi poglavlje Bolesti pro-
bavnog sustava.

PORTALNA HIPERTENZIJA — 45143211 — pojav-
ljuje se u intrahepatičnom (kao posljedica ciroze jetre) i
ekstrahepatičnom (tromboflebitis lijenalne vene) bloku. Uče-

stala je kod djece koja su u novorođenačkom razdoblju pretrpjela sepsu pupkovine ili kongenitalne abnormalnosti portalne vene.

BUBREŽNA GLIKOZURIJA (BUBREŽNI GLUKO-DIJABETES) — 5142585 — uzrokovana je nasljednim defektom enzimskih sustava bubrežnih tubula koje osiguravaju reapsorpciju glukoze.

HIPERVITAMINOZA D — 5148547 — javlja se kod predoziranja vitaminom D ili povećane individualne osjetljivosti na njega.

HIPOTIREOZA — 4512333 — bolest koju uzrokuje smanjeni rad štitnjače.

LANGERHANSOVA HISTIOCITOZA — 5484321 — Skupina bolesti sa zajedničkom patogenezom baziranom na reaktivnoj proliferaciji histiocita dok se u njima akumuliraju defektni metabolički produkti.

DIFUZNI GLOMERULONEFRITIS — 5145488 — Zarazna i alergijska bolesti bubrega.

DIABETES MELLITUS — 4851421 — poremećaj uzrokovan apsolutnim ili relativnim nedostatkom inzulina, a karakterizira ga poremećaj metabolizma ugljikohidrata, hiperglikemija i glikozurija, te drugi metabolički poremećaji.

BUBREŽNI DIABETES INSIPIDUS — 5121111 — Nasljedna bolest kod koje bubrezi nisu u stanju proizvesti urin veće osmolarne koncentracije od osmolarnosti glomerularnog ultrafiltrata plazme.

PSEUDOHIPOALDOSTERONIZAM (REZISTEN-CIJA NA MINERALOKORTIKOIDE) — 3245678 — poremećaj mehanizma reapsorpcije natrija zbog niske osjetljivosti epitela na aldosteron, uglavnom uzrokovan pijelonefritisom.

ALERGIJSKA DIJATEZA — 0195451 — Genetska predispozicija organizma prema alergijskim bolestima.

HEMORAGIJSKA DIJATEZA — 0480421 — vidi hemoragijski vaskulitis, trombocitopenična purpura, hemofilija.

STATUS LYMPHATICUS (PREMA RANIJOJ TERMINOLOGIJI LIMFATIČNO-HIPOPLASTIČNA DIJATEZA) — 5148548 — nasljedni defekt limfnog sustava uzrokovan poremećajem funkcije prsne žlijezde kao glavnog organa koji kontrolira sazrijevanje limfocita.

PRIMARNA DISPEPSIJA — 5142188 — akutne probavne smetnje, uzrokovane poremećajem u prehrani, prekomjernim hranjenjem i unosom hrane, neadekvatnim funkcionalnim mogućnostima probavnog trakta (npr. prebrzo uvođenje umjetnog mlijeka), odvikavanjem od sisanja u ljetnom razdoblju, pregrijavanjem.

SEKUNDARNA DISPEPSIJA UPALNE ETIOLOGIJE — 8124321 — povezana sa žarištima zaraze koji se nalaze izvan gastrointestinalnog trakta (respiratorne infekcije, upala srednjeg uha, infekcije mokraćnog sustava).

SEKUNDARNA DISPEPSIJA TOKSIČNE ETIOLOGIJE — 514218821 — Teške akutne probavne smetnje koje se javljaju uz metaboličke poremećaje.

**VEGETATIVNO-VASKULARNA DISTONIJA —
514218838** — često se javlja u predpubertetskom i pubertetskom razdoblju, a uzrokuje ju kronična intoksikacija, iscrpljenost, dugotrajan i značajan poremećaj prehrane, nedostatak tjelesne aktivnosti, emocionalni stres. Od velike je važnosti genetska predispozicija

**RESPIRATORNI DISTRES SINDROM U NOVORO-
ĐENČADI (RESPIRATORNI DISTRESNI SINDROM)
— 5148284** — neinfektivni patološki procesi u plućima (pneumopatija) nastali u prenatalnom i ranom novorođenačkom razdoblju, a manifestiraju se respiratornim poremećajima

ŽUTICA NOVOROĐENČADI — 4815457 — vidi također hemolitička bolest novorođenčeta.

PSEUDOKRUP — 5148523 — Vidi spazmodički krup

LEUKEMIJA — 5481347 — Vidi poglavlje Bolesti krvi.

SINDROM MALAPSORPCIJE — 4518999 — sindrom poremećaja crijevne apsorpcije jedne ili više hranjivih tvari kroz sluznicu tankog crijeva.

CISTIČNA FIBROZA — 9154321 — Ozbiljna nasljedna bolest: defekt egzokrinih žlijezda i posljedično povišena viskoznost sekreta koja dovodi do poremećaja rada pluća, gušterače i crijeva, a rjeđe jetre i bubrega. Karakterizira ju znatno povećana koncentracija klora i natrija u znoju bolesnika.

ALPORTOV SINDROM — 5854312 — etiologija i patogeneza nisu poznate. Smatra se da je bolest povezana s mutacijom gena koji kontrolira sintezu strukturnih proteina bubrežnog tkiva i drugih organa.

STENOZA PILORUSA — 5154321 — Vidi Kirurške bolesti u dječjoj dobi

SPAZAM PILORUSA — 5141482 — karakterizira ga pojava povraćanja od samog rođenja koje nema obilježja sistemske bolesti.

MULTIFOKALNA PNEUMONIJA — 4814489 — Vidi poglavlje Respiratorne bolesti.

PNEUMONIJA NOVOROĐENČADI — 5151421 — upalni proces u tkivima pluća.

KRONIČNA PNEUMONIJA — 51421543 — kronični upalni proces do kojeg kod djece dolazi zbog urođenog poremećaja bronho-plućnog sustava i genetskih bolesti.

JUVENILNI IDIOPATSKI ARTRITIS (INFEKTAR-TRITIS) — 8914201 — Vidi reumatoidni artritis u pogl. Reumatske bolesti.

UROĐENE SRČANE MANE — 14891548 — etiologija nije poznata, kao ni za cijelu skupinu urođenih malformacija. Smatra se da u razdoblju od 3. do 8. tjedna bilo koji faktor (endogeni ili egzogeni) s dovoljno utjecaja može uzrokovati poremećaj u organogenezi srca. U tom smislu, veća važnost pridaje se virusima, osobito uzročniku parotitisa i rubeole. U nekim slučajevima potvrđena je i genetska predispozicija.

RAHITIS (HIPOVITAMINOZA D) — 5481232 — Nedostatak vitamina D egzogenog ili endogenog porijekla. Za patogenezu vidi nedostatak vitamina - u poglavlju Bolesti probavnog sustava.

POVRAĆANJE — 1454215 — Posebno često kod djece, a učestalije je u ranijoj dobi. Kod male djece često je zbog prekomjernog unosa hrane (stalno povraćanje, regurgitacija). Najčešće ga prate febrilne bolesti kod djece mlađe dobi, a rjeđe kod starije djece. Međutim, u febrilnoj fazi povraćanje može uzrokovati ne sama bolest, nego neprikladna prehrana ili lijekovi (npr. antipiretici, sulfonamidi, itd.).

REUMATIZAM — 5481543 — Vidi reumatizam u poglavlje Reumatske bolesti.

NOVOROĐENAČKA SEPSA — 4514821 — Ozbiljna bolest uzrokovana stalnim ili povremenim prodiranjem mikroorganizama iz žarišta upale u krv. Može se manifestirati kao teški opći poremećaj ili lokalna promjena, a karakterizira ju nastanak novih žarišta upale u raznim organima i tkivima.

SPAZMOFILIJA — 5148999 — bolest male djece, karakterizira ju sklonost prema kloničko - toničnim konvulzijama koje su rezultat hipokalcemije.

STAFILOKOKNE INFEKCIJE — 5189542 — skupina zajedničkih akutnih i kroničnih infektivnih procesa uzrokovanih stafilokokima.

SPAZMODIČKI KRUP (SINDROM GUŠOBOLJE) — 1489542 — akutna upala grkljana, često zahvaća dušnik i bronhe.

DJEČJI SUBFEBRILITET — 5128514 — sindrom višestruke etiologije uzrokovan postojanjem žarišta kronične infekcije (kronični tonzilitis, adenoidne vegetacije, itd.), ali i nizom kroničnih bolesti (tuberkulozna intoksikacija, Hodgkinov limfom itd.).

KONVULZIJE — 51245424 — Nagle kontrakcije mišića različitog intenziteta, trajanja i učestalosti.

WISSLER-FANCONIJEV SINDROM — 5421238 — poseban oblik reumatoidnog artritisa.

SINDROM TOKSIČNOG ŠOKA (TOKSIKOZA S EKSIKOZOM) — 5148256 — teška opća nespecifična reakcija organizma djeteta rane dobi na mikrobne otrove, viruse, lošu prehranu.

INTRAKRANIJALNE OZLJEDE PRI POROĐAJU — 518999981 — oštećenja mozga djeteta pri porođaju do kojeg nastaje zbog puknuća krvnih žila i intrakranijalnog krvarenja.

TUBERKULOZA — 5148214 — opća infektivna bolest uzrokovana bacilima otpornim na kiselinu, napada pluća, crijeva, kosti, zglobove, kožu, oči, itd.

TUBERKULOZNA INTOKSIKACIJA DJEČJE DOBI — 1284345 — postoji sindrom tipičan za sve vrste tuberkuloze, i neovisan oblik te bolesti kod djece.

FENILKETONURIJA — 5148321 — ozbiljna nasljedna bolest, karakterizira ju prvenstveno oštećenje živčanog sustava.

HIPOFOSFATEMIJA (FOSFATNI DIJABETES) — 5148432 — poremećaj metabolizma fosfora i kalcija uzrokovan promjenama na X-kromosomu. Bolest nije moguće izliječiti konvencionalnim dozama vitamina D («rahitis otporan na vitaminD » - naziv nije točan).

FANCONIJEV SINDROM — 4514848 — sindrom karakterizira osteopatija rahitičnog tipa, ali za razliku od fosfatnog dijabetesa očituje se težim općim simptomima - hipotrofija, smanjena sposobnost obrane protiv infekcija.

CELIJAKIJA — 4154548 — karakterizira ju crijevna malapsorpcija, subatrofija ili atrofija sluznice jejunuma.

EKSUDATIVNA ENTEROPATIJA — 4548123 — heterogena skupina bolesti i patoloških stanja koju karakterizira povećan gubitak proteina plazme kroz gastrointestinalni trakt popraćen simptomima malapsorpcije, hipoproteinemije, edemima, zaostatkom u rastu.

KIRURŠKE BOLESTI U DJEČJOJ DOBI — 5182314

Ovaj dio pruža minimum informacija o najvažnijim i opasnim kirurškim bolestima dječje dobi

ANGIOM — 4812599 — benigni vaskularni tumor. Urođani vaskularni defekt.

UPALA SLIJEPOG CRIJEVA — 9999911 — kod djece je razvoj simptoma brži i veća sklonosti prema razvoju pritonitisa.

BILIJARNA ATREZIJA — 9191918 — kongenitalna opstrukcija žučovoda.

ATREZIJA TANKOG CRIJEVA — 9188888 — potpuna opstrukcija tankog crijeva urođenog tipa.

ATREZIJA I STENOZE DVANAESNIKA — 5557777 — Djelomična ili potpuna mehanička opstrukcija dvanaesnika.

ATREZIJA ANUSA I DEBELOG CRIJEVA — 6555557 — Kongenitalni nedostatak anusa i rektuma.

ATREZIJA JEDNJAKA — 8194321 — kongenitalna opstrukcija jednjaka.

UMBILIKALNA HERNIJA — 5143248 — defekt u razvoju trbušne stijenke s protruzijom utrobe u membrane na bazi pupkovine.

DIJAFRAGMALNA HERNIJA — 5189412 — defekt dijafragme, uz premještanje organa iz trbuha u grudni dio.

MECKELOV DIVERTIKUL — 4815475 — Vrećasto ispupčenje stijenke tankog crijeva zbog izostanka potpune obliteracije omfaloenteričkog voda.

INVAGINACIJA — 5148231 — Opstrukcije crijeva uzrokovane uvlačenjem jedne crijevne vijuge u drugu, najče- šći oblik crijevne opstrukcije u djece.

KEFALHEMATOM — 48543214 — Subperiostalni hematom parijetalne kosti koji se pojavljuje kod novorođen- čadi u prvim mjesecima života zbog porođajne traume.

KRVARENJE IZ PROBAVNOG SUSTAVA — 5121432 — Izvor krvarenja može biti sluznica (dijapedeza), erozije, ulkusi, itd.

RASCJEP NEPCA — 5151515 — kongenitalni rascjep nepca

KEMIJSKA OPEKOTINA JEDNJAKA — 5148599 — oštećenja jednjaka uzrokovano kiselinom ili lužinom.

EPIFIZNI OSTEOMIJELITIS — 12345895 — osteo-mijelitis s lokaliziranim gnojnim žarištem na epifizi

STENOZA PILORUSA — 5154321 — opstrukcija pilo-rusa koja se javlja kod djece tijekom prvih mjeseci života.

SAKROKOKCIGEALNI TERATOM — 481543238 — tumor složene strukture.

CELULITIS NOVOROĐENČADI — 51485433 — vrsta gnojne upale potkožnog tkiva koja se brzo širi, a karak-terizira ju rastapanje vezivnog tkiva, raslojavanje i poslje-dična nekroza kože.

POGLAVLJE 17.

PORODNIŠTVO, ŽENSKE BOLESTI — 1489145

DISTOCIJA — 14891543 — Ova skupina obuhvaća slabe, ubrzane i nekoordinirane trudove.

ASFIKSIJA PLODA I NOVOROĐENČETA — 4812348 — zbog smanjenja ili prestanka opskrbe kisikom te akumulacije nepotpuno oksidiranih metaboličkih proizvoda u krvi djeteta.

TRUDNOĆA MATERIČNA — 1899911 — normalna trudnoća traje 280 dana, odnosno 40 tjedana ili 10 luanrnih mjeseci, računajući od prvog dana posljednje menstruacije.

TRUDNOĆA IZVANMATERIČNA (ZA USPOSTAVLJANJE ZDRAVLJA KOD IZVANMATERNIČNE TRUDNOĆE I OČUVANJA FETUSA) — 4812311 — Kod koje dolazi do implantacija i razvoja jajašca izvan maternice - obično u jajovodu (99% slučajeva).

TRUDNOĆA I POROĐAJ, ODREĐIVANJE TERMINA (ZA NORMALAN TIJEK TRUDNOĆE) — 1888711 — kako bi se odredila gestacijska dob i datum rođenja koriste se informacije o zadnjoj menstruaciji, datum kada se osjete prvi pokreti ploda i podaci o pregledu trudnice.

TRUDNOĆA VIŠEPLODNA (ISTODOBNI RAZVOJ DVAJU ILI VIŠE FETUSA) — 123457854 —

PRENESENA TRUDNOĆA — 5142148 — trudnoća produljenja na 41 - 42 tjedna.

SMANJENO LUČENJE MLIJEKA (HIPOGALAKTIJA) — 48123147 — nedovoljno stvaranje mlijeka.

POSLIJEPOROĐAJNO KRVARENJE — 4814821 — krvarenje nakon poroda i krvarenje u ranom poslijeporođajnom razdoblju.

POLIHIDRAMNION — 5123481 — prekomjerno nakupljanje amnionske tekućine u amnionskoj šupljini (više od 2 litre). Razlozi nisu dovoljno poznati.

ANESTEZIJA PRI PORODU — 5421555 — Fiziološka, psihološka i preventivna priprema trudnice za porođaj - sustav mjera za otklanjanje negativnih emocija i povećanje pozitivnih refleksnih veza, otklanjanje straha od porođaja i boli općenito, pri čemu se trudnice uključuje u aktivno sudjelovanje u činu rađanja.

OBRADA PUPKOVINE NOVOROĐENČADI — 0123455 — Pupčana rana je mjesto gdje često dolazi do infekcije, a infekcija može dovesti do sepse. Pri obradi pupkovine novorođenčeta strogo treba poštivati pravila asepse i antisepse.

POSTPARTALNO RAZDOBLJE (NORMALNO) — (TRAJE 6-8 TJEDNA) — 12891451 —

**POSTPARTALNO RAZDOBLJE (PATOLOŠKO) —
41854218** — odgođeno čišćenje nakon poroda (lohiometra) javlja se uslijed savijanja maternice unatrag (kod produljenog režima mirovanja) i njezinom usporenom smanjivanju.

**VASA PRAEVIA I PROLAPS PUPKOVINE —
1485432** — javljaju se zbog nedostatka kontaktnih zona (bočni položaj fetusa, stražnji položaj, uska zdjelica).

PLACENTA PRAEVIA — 1481855 — smještaj posteljice ispred predležećeg dijela ploda.

ABRUPCIJA POSTELJICE — 1111155 — Uzroci: bolesti majke (teški oblici toksikoze, hipertenzija, nefritis, i sl.), upalne i degenerativne promjene maternice, degeneracija placente (prenesena trudnoća, hipovitaminoza), hiperekstenzije uterusa (polihidramnion, višeplodna trudnoća, veliki plod).

PRIJEVREMENI POROĐAJ — 1284321 — Prijevremeni porođaj nastupa između 28. i 39. tjedna trudnoće.

**HIDATIDNA MOLA – MOLARNA TRUDNOĆA
— 4121543** — određena vrsta promjena koriona izražena naglim porastom resica, te posljedičnim vezikalnim proširenjem.

MALFORMACIJE GENITALIJA — 148543291 — rascjepi na vanjskom spolovilu: stidnih usana, sluznice vanjskog otvora uretre i klitorisa - potonji su često povezani sa značajnim krvarenjem.

EPH-GESTOZA — 1848542 — toksikoze (povraćanje, slinjenje, dermatitis, bronhalna astma, žutica, hidrocefalus, itd.) javljaju se tijekom trudnoće i obično prestaju nakon porođaja.

USKA ZDJELICA — 2148543 — postoje apsolutno sužena zdjelica i klinički (funkcionalno) uska zdjelica.

APSOLUTNO SUŽENA ZDJELICA — 4812312 — barem jedna od mjera zdjelice smanjena je za 2 cm

RELATIVNO SUŽENA ZDJELICA — 4858543 — pojavljuje se kod anatomski uske zdjelice, ali i kod zdjelice normalne veličine ukoliko je riječ o velikom fetusu, abnormalno postavljenoj i predležećoj glavi ploda (stražnji asinklitizam, čeono predležanje, itd.).

EMBOLIJA AMNIONSKOM TEKUĆINOM — 5123412 — razvija se kao rezultat prodora amnionske tekućine u krvotok majke.

ŽENSKE BOLESTI — 1854312 —

ADNEKSITIS — 5143548 — Vidi ooforitis, salpingitis.

ADRENOGENITALNI SINDROM — 148542121 — karakterizira ga hiperaktivnost nadbubrežnog korteksa, povišena razina androgena u tijelu, te posljedična virilizacija.

DISMENOREJA — 4815812 — bolne menstruacije.

AMENOREJA — 514354832 — izostanak menstruacije kroz razdoblje od 6 mjeseci i duže

ANOVULATORNI CIKLUS — 4813542 — Menstrualni ciklus bez ovulacije i razvoja žutog tijela unatoč redovitom krvarenju.

RUPTURA CISTE JAJNIKA — 1238543 — Krvarenje unutar jajnika uslijed čega dolazi do njegove rupture i krvarenja u trbušnu šupljinu.

BARTOLINITIS — 58143215 — upala velikih žlijezda predvorja rodnice

BIJELO PRANJE — 5128999 — Jedan od najčešćih simptoma ginekoloških bolesti. Povezano je s kvantitativnim ili kvalitativnim promjenama u genitalnom iscjetku.

NEPLODNOST — 9918755 — odsutnost trudnoće tijekom razdoblja od 2 godine ili više kod žena s redovitom seksualnom aktivnošću koje ne koriste kontracepciju.

VAGINITIS (KOLPITIS) — 5148533 — upala sluznice vagine.

VULVITIS — 5185432 — upala vulve, često povezana s vaginitisom (vidi vulvovaginitis).

VULVOVAGINITIS — 5814513 — upala vagine i vulve

GONOREJA KOD ŽENA — 5148314 — spolna bolest koju uzrokuje gonokok.

SVRBEŽ VULVE — 5414845 — odnosi se na prekancerozna stanja vulve.

CISTA JAJNIKA — 5148538 — retencijska tvorba koja nastaje uslijed nakupljanja sekreta u već postojećim šupljinama u jajniku.

CISTADENOM JAJNIKA — 58432143 — proliferirajući benigni epitelni tumor.

KLIMAKTERIJ. KLIMAKTERIČNA NEUROZA — **4851548** — menopauza uslijed starenja ženskog organizma.

KOLPITIS — 5148533 — Vidi vaginitis.

KRAUROZA — 58143218 — Prekancerozno stanje vulve, izražena u distrofičnim, atrofičnim i sklerotičnim promjenama na koži.

DISFUNKCIONALNO KRVARENJE IZ MATER-NICE — 4853541 — rezultat poremećaja proizvodnje spolnih hormona u jajnicima.

LEUKOPLAKIJA VULVE ILI VRATA MATERNICE — 5185321 — odnosi se na prekancerozne lezije s karakterističnim hiperparakeratozama i parakeratozama, naknadnim razvojem sklerotičnih promjena, pojavom bijelih točki na vulvi i vaginalnom dijelu vrata maternice, a te točke nije moguće ukloniti vatom.

MIOM MATERNICE — 51843216 — benigni tumor porijeklom od glatkog mišićnog tkiva.

OOFORITIS — 5143548 — upala jajnika, često povezana s upalom jajovoda (vidi salpingitis).

PTOZA I PROLAPS MATERNICE I VAGINE — 514832183 — najčešće se javlja kod starijih osoba, zbog trauma nastalih tijekom porođaja, teškog fizičkog rada (teški rad ubrzo nakon poroda), involucijskih procesa u genitalnim organima, i uslijed samog starenja organizma.

PARAMETRITIS — 5143215 — upala parametrija.

01   **POLIPI TIJELA I VRATA MATERNICE — 518999973**
02   — abnormalna proliferacija žljezdanog epitela endometrija
03   ili endocerviksa zbog kroničnih upalnih procesa.
04
05   **PREDMENSTRUALNI SINDROM — 9917891 —**
06   poremećaj živčanog, kardiovaskularnog i endokrinog sustava
07   u drugoj polovici menstrualnog ciklusa.
08
09   **KARCINOM ŽENSKIH SPOLNIHH ORGANA —**
10   **5148945** — Rak vulve - maligni epitelni tumor (rjeđe se
11   razvija iz cilindričnog epitela)
12
13   **SALPINGITIS — 5148914** — upala jajovoda.
14
15   **SINDROM POLICISTIČNIH JAJNIKA (STEIN-**
16   **LEVENTHALOV SINDROM) — 518543248** — najčešće
17   se javlja kod disfunkcije hipotalamusa i hipofize, disfunkcije
18   nadbubrežne žlijezde, ili primarnog oboljenja jajnika.
19
20   **GENITALNA TUBERKULOZA — 8431485** — se
21   uvijek javlja kao sekundarna bolest, a nastaje kod prijenosa
22   infekcije iz primarnog žarišta (pluća) hematogenim putem ili
23   iz mezenterijskih limfnih čvorova i peritoneuma kroz limfni
24   sustav.
25
26   **KORIOKARCINOM — 4854123** — maligni tumor koji
27   se razvija iz korionskih resica.
28
29   **ENDOMETRIOZA — 5481489** — prisutnost endome-
30   tralnih stanica u tkivima i organima gdje se inače ne nalaze.
31
32   **ENDOMETRITIS — 8142522** — upala sluznice mater-
33   nice.
34

01 **ENDOCERVICITIS — 4857148 —** upala cervikalnog
02 kanala maternice.
03
04 **EROZIJA VRATA MATERNICE — 54321459 —**
05 Razvoju iste doprinosi everzija sluznice, ruptura maternice
06 tijekom porođaja ili pobačaja
07
08
09
10
11
12
13
14
15
16
17
18
19
20
21
22
23
24
25
26
27
28
29
30
31
32
33
34

POGLAVLJE 18

NEUROLOŠKE BOLESTI — 148543293

APSCES MOZGA — 1894811 — nakupljanje gnoja u žarištima unutar moždane tvari.

CEREBRALNA ANEURIZMA — 1485999 — Lokalno proširenje arterijskog debla, često u području moždanog arterijskog kruga (Willisov krug).

ARAHNOIDITIS — 4567549 — Serozna upala unutrašnje opne koja štiti leđnu moždinu, a poprima oblik paukove mreže.

ASTENIČNI SINDROM — 1891013 — povećani umor, iscrpljenost, slabost ili gubitak sposobnosti za veći fizički ili psihički napor.

ATETOZA — 1454891 — nekontrolirano, polagano i "crvoliko" kretanje udova i tijela.

AMIOTROFIČNA LATERALNA SKLEROZA (BOLESTI MOTORNOG NEURONA) — 5148910 — stalne progresivne spastično-atrofijske pareze udova i bulbarni poremećaj uzrokovan selektivnim uništenjem oba neurona kortiko-muskularnog puta.

HIDROCEFALUS — 81432143 — Povećanje volumena cerebrospinalne tekućine u šupljini lubanje.

HEPATO- CEREBRALNA DEGENERACIJA (HEPA-TOLENTIKULARNA DEGENERACIJA) — 48143212 — autosomno recesivni poremećaj obično se javlja u dobi od 10 do 35 godine, a karakterizira ga progresivno oboljenje bazalnih ganglija i jetre.

GLAVOBOLJA (CEFALGIJA) — 4818543 — Jedan od najčešćih simptoma različitih bolesti.

VRTOGLAVICA — 514854217 — Subjektivni osjećaj da se čovjek sam okreće ili da se predmeti oko njega vrte, kao i osjećaj propadanja, da mu se tlo izmiče pod nogama.

DJEČJA CEREBRALNA PARALIZA —4818521 — skupina bolesti otkrivena kod novorođenčadi koju karakteriziraju neprogresivna motorička oštećenja.

DIENCEFALNI (HIPOTALAMIČKI) SINDROM — 514854215 — Kompleks poremećaja koji se javlja zbog lezija hipotalamusa untuar diencefalona.

MOŽDANI INZULT — 4818542 — Akutni poremećaj cerebralne cirkulacije.

SPINALNI INZULT — 8888881 — Akutni poremećaj cirkulacije u kičmenoj moždini.

KOMA — 1111012 — nesvjesno stanje uzrokovano disfunkcijom moždanog debla.

MENINGITIS — 51485431 — upala mekih moždanih ovojnica.

MIJASTENIJA — 9987542 — kronična bolest, glavni simptom je neuobičajena opuštenost poprečno-prugastih mišića.

© Г. П. Грабовой, 1999

01 **MIJELITIS — 4891543** — upala leđne moždine, obično
02 zahvaća bijelu i sivu tvar. Kod mijelitisa poprečnih mišića
03 lezije zahvaćaju samo nekoliko segmenata.

04
05 **MIJELOPATIJA — 51843219** — zajednički pojam koji
06 se odnosi na različite kronične lezije leđne moždine uzroko-
07 vane patološkim procesima.

08
09 **MIGRENOZNA NEURALGIJA (ZRAKASTA GLA-**
10 **VOBOLJA) — 4851485** — Paroksizam jake boli u tempo-
11 ralno-orbitalnoj regiji: javlja se kao niz napadaja boli koji se
12 ponovljaju nekoliko puta tijekom dana.

13
14 **MIGRENA (HEMIKRANIJA) — 4831421** — Paroksiz-
15 malna bol u jednoj polovici glave, često popraćena mučni-
16 nom, povraćanjem.

17
18 **UROĐENA MITONIJA THOMSENOVA BOLEST —**
19 **4848514** — autosomno dominantan poremećaj, karakterizi-
20 raju ga dugotrajni grčevi u mišićima koji se javljaju nakon
21 kretanja.

22
23 **MIOTONA DISTROFIJA KURSHMANN-BATTEN-**
24 **STEINERTOVA BOLEST — 481543244** — karakterizira ju
25 kombinacija miotonije, mišićne atrofije i endokrinih poreme-
26 ćaja. Mišićna atrofija zahvaća uglavnom lice i vrat. Miotoniju
27 i distrofiju često prate katarakte, ćelavost, testikularna atro-
28 fija, smanjenja koncentracija nekih gama globulina u krvi.

29
30 **MONONEUROPATIJA (NEURITIS I NEURALGIJA)**
31 **— 4541421** — izolirane lezije pojedinih živaca.

32
33 **NARKOLEPSIJA — 48543216** — napadaji pospanosti s
34 kratkim razdobljima normalnog sna koji se javljaju neovisno
o vanjskim podražajima.

FACIJALNA NEUROPATIJA — 518999955 — otitis, prijelom temporalne kosti, tumor pontocerebelarnog kuta

TRIGEMINALNA NEURALGIJA — 5148485 — paroksizmalna, oštra bol koja sijeva duž granu trigeminalnog živca.

SYDENHAMOVA KOREJA — 8185432 — reumatsko oboljenje dijelova živčanog sustava

NEUROSIFILIS — 5482148 — sifilitična lezija živčanog sustava.

NESVJESTICA (SINKOPA) — 4854548 — nagli gubitak svijesti uzrokovan prolaznom cerebralnom ishemijom. Najblaži oblik akutnog zatajenja fukcije krvožilnog sustava.

HERPES ZOSTER — 51454322 — virusna bolest spinalnih ganglija, manifestira se kao bol i kožni osip na bolnom mjestu.

TUMORI MOZGA — 5451214 — neoplastični procesi koji smanjuju volumen lubanje i dovode do povećanog intrakranijalnog tlaka.

SPINALNI TUMORI — 51843210 — predstavljaju 20% svih tumora SŽS. Izdvajaju se ekstramedularni i intramedularni tumori.

TUMORI PERIFERNOG ŽIVČANOG SUSTAVA — 514832182 — najčešće su to neuromi, obično se javljaju unutar neurofibromatoze - Reklinghauzenova bolest.

OFTALMOPLEGIJA — 4848532 — paraliza nekoliko vanjskih mišića oka, ponekad u kombinaciji s paralizom

01 mišića sfinktera zjenice.
02
03 **PARKINSONIZAM (BALIZAM)** — **5481421** — kro-
04 nična bolest uzrokovana poremećajem metabolizma kateko-
05 lamina u bazalnim ganglijama, a manifestira se smanjenim
06 opsegom pokreta, tremorom i ukočenošću mišića.
07
08 **PERIODIČNA PARALIZA (PAROKSIZMALNA**
09 **OBITELJSKA MIOPLEGIJA)** — **5123488** — nasljedna
10 bolest karakterizirana naglim napadima prolazne paralize
11 ekstremiteta.
12
13 **CHARCOT-MARIE-TOOTHOVA BOLEST (CHAR-**
14 **COT-MARIEOVA NEURONSKA AMIOTROFIJA)** —
15 **4814512** — nasljedna bolest koja se manifestira u vidu sporo
16 napredujuće progresivne slabosti i atrofije distalnih dijelova
17 nogu.
18
19 **POLINEUROPATIJA (POLINEURITIS)** — **4838514**
20 — istodobno difuzno oštećenje većeg broja perifernih živaca
21 koje se manifestira u vidu simetrične flakcidne paralize i osje-
22 tilnih poremećaja uglavnom u distalnim dijelovima ekstre-
23 miteta. U nekim slučajevima se javljaju i lezije kranijalnih
24 živaca.
25
26 **GUILLAN-BARREOV SINDOM** — **4548128** — demi-
27 jelinizacija korijena leđne moždine autoimune prirode.
28
29 **AKUTNI POLIOMIJELITIS (AKUTNI PREDNJI**
30 **POLIOMIJELITIS, HEINE-MEDINOVA BOLEST,**
31 **DJEČJA LEĐNA PARALIZA)** — **2223214** — akutna viru-
32 sna bolest koja nastaje uslijed oštećenja prednjeg roga leđne
33 moždine i kranijalnih živaca, te posljedičnog razvoja flak-
34 cidne paralize s arefleksijom i atrofijom mišića.

POSTPUNKCIJSKA GLAVOBOLJA — 818543231 — glavobolje i meningizam koji se javljaju nakon lumbalne punkcije.

DUCHENNEOVA MIŠIĆNA DISTROFIJA — 85432183 — Esencijalna progresivna degeneracija mišićnog tkiva uzrokovana oštećenjem živčanog sustava, a dovodi do teške atrofije i slabosti pojedinih mišićnih skupina.

POREMEĆAJI SPAVANJA — 514248538 — Poremećaji spavanja u kombinaciji s hipersomnijom – vidi narkolepsija. Ovisno o uzrocima dijelimo ih u dvije skupine.

DISKOGENA RADIKULOPATIJA — 5481321 — motorički i vegetativni poremećaj popraćen bolovima, a uzrokuje ga osteohondroza kralježnice.

MULTIPLA SKLEROZA — 51843218 — bolest živčanog sustava koju karakteriziraju difuzni plakovi demijelinizacije u mozgu i leđnoj moždini.

SIRINGOMIJELIJA — 1777771 — kronična bolest koju karakterizira stvaranje šupljine u leđnoj moždini i produžnoj moždini, što dovodi do postupnog gubitka boli i temperaturne osjetljivosti.

PROGRESIVNA SPINALNA AMIOTROFIJA — 5483312 — skupina nasljednih kroničnih bolesti koje karakterizira progresivna atrofična pareza uslijed oštećenja prednjih rogova leđne moždine.

TREMOR — 3148567 — serija nesvjesnih i relativno ritmičkih pokreta dijelova tijela koji su uzrokovani postupnim skraćivanjem mišića agonista i antagonista.

FAKOMATOZE — 5142314 — skupina genetski uvjetovanih bolesti kod kojih dolazi do oštećenja živčanog sustava u kombinaciji s kutanom ili korioretinalnom angiomatozom.

FUNIKULARNA MIJELOZA (KOMBINIRANA SKLEROZA) — 518543251 — subakutna kombinirana degeneracija kralježnice s lezijama stražnjih i bočnih spinalnih živaca

DRHTANJE — 4831485 — Hiperkineza – karakterizira ju nehotično trzanje mišića udova (pogotovo gornjih), trupa i lica.

OZLJEDE LUBANJE I MOZGA — 51843213 — mehanička trauma lubanje koja uzrokuje kompresiju (prolaznu ili trajnu) moždanog tkiva.

HOLMES-ADIEV SINDROM — 18543211 — poseban oblik lezije živaca zjenice u vidu jednostrane midrijaze koja rezultira gubitkom zjenične reakcije na svjetlo i pupilotonijom.

ENCEFALITIS VIRUSNI — 48188884 — skupina bolesti koje karakterizira upala moždane tvari uzrokovana neurotropnim virusima.

EPIDURITIS (EPIDURALNI APSCES) — 888888149 — nakupljanje gnoja u epiduralnom tkivu leđne moždine.

01
02
03
04
05   **POGLAVLJE 19.**
06
07   **DUŠEVNE BOLESTI — 8345444**
08
09   **ALKOHOLIZAM — 148543292 —** bolest koja se
10 razvija kod kronične intoksikacije etanolom, a karakterizira
11 ju patološka potreba za alkoholom, nekontrolirano uživa-
12 nje alkohola, apstinencijski sindrom (mamurluk), psihički,
13 somatski i neurološki poremećaji, smanjenja radne sposob-
14 nost i društvenost.
15
16   **KORSAKOVLJEV SINDROM — 4185432 —** kom-
17 pleks psihopatoloških simptoma u kojem vodeće mjesto zau-
18 zima poremećaj sjećanja o aktualnim događajima.
19
20   **AFEKTIVNI POREMEĆAJI — 548142182 —** je
21 polarni poremećaj koji obuhvaća depresiju i maniju. Oblici:
22 depresivni sindrom kojeg karakterizira pad raspoloženja
23 i tuga, a koji su ponekad praćeni fizički bolnim osjećajem
24 pritiska u prsima, intelektualnim i motoričkim inhibicijama;
25 manijački sindrom koji karakterizira dobro raspoloženje u
26 kombinaciji s neutemeljenim optimizmom.
27
28   **SUMANUTI POREMEĆAJI — 8142351 —** bunilo - to
29 je objektivno lažna, potpuno kriva prosudba koja nije uzroko-
30 vana vanjskim faktorima.
31
32   **HALUCINACIJSKI SINDROM (HALLUCINOSIS)**
33 **— 4815428 —** stanje koje traje duže vrijeme, a karakterizira
34 ga pojava halucinacija bez umanjenja svijesti.

MENTALNI HENDIKEP — 8885512 — defekt uzrokovan gubitkom određenih mentalnih funkcija zbog disocijacije (propadanja integriteta) SŽS-a.

INTOKSIKACIJSKE PSIHOZE — 1142351 — rezultat su akutnog ili kroničnog trovanja industrijskim ili prehrambenim toksinima, kemikalijama koje se koriste u svakodnevnom životu, drogom, lijekovima.

HISTERIČNA STANJA — 5154891 — najčešće se javlja u ekstremnim ili konfliktnim situacijama.

KATATONA STANJA — 51843214 — javlja se uz poremećaj motoričkog sustava, a manifestira se katatonična ukočenost i uzbuđenje koji se uzastopno izmjenjuju.

BIPOLARNI AFEKTIVNI POREMEĆAJ (MDP) (CIRKULARNA PSIHOZA, CIKLOFRENIJA) — 514218857 — bolest koja se očituje izmjenjivanjem maničnog i depresivnog stanja (faza) s intermisijama.

OPSESIVNO-KOMPULZIVNI POREMEĆAJ — 8142543 — karakterizira ga prisilno i neodoljivo pojavljivanje misli, ideja, sumnji, strahova, pobuda, motoričkih radnji.

NARKOMANIJA (TOKSIKOMANIJA) — 5333353 — bolest koja nastaje uslijed zlouporabe opijata, a manifestira se patološkom potrebom za tim tvarima, apstinencijskom krizom, smanjenjem socijalnih kontakata.

NEUROZE — 48154211 — Jedna od najčešćih vrsta psihogenih reakcija.

NEGATIVNA STANJA — 5418538 — predstavljaju široki spektar deficitarnih promjena, što se očituje slabljenjem mentalne aktivnosti, kognitivnih procesa, propadanjem emocionalnog života.

OLIGOFRENIJA (MENTALNA RETARDACIJA) — 1857422 — prirođena ili rano stečena demencija koja se očituje u nerazvijenosti intelekta i psihe u cjelini.

STUPOR — 4518533 — psihopatološki sindrom, poremećaj svijesti i samospoznaje.

PRESENILNE (STARAČKE, INVOLUCIJSKE PSIHOZE) — 18543219 — Skupina duševnih bolesti, manifestira se u kasnijoj dobi (45-60 godina) u obliku depresije (involucijska melankolija) ili sumanute paranoične psihoze ili parafrenije (involucijska parafrenija).

PROGRESIVNA PARALIZA — 512143223 — difuzni sifilitički meningoencefalitis koji se očituje psihopatološkim i neurološkim poremećajima i demencijom koja kulminira u duboku slaboumnost.

PSIHOORGANSKI SINDROM — 51843212 — stanje mentalne slabosti uzrokovane organskim oštećenjem mozga.

PSIHOPATIJA — 4182546 — perzistentne urođene osobine ličnosti koje onemogućuju potpunu socijalnu prilagodbu.

REAKTIVNE PSIHOZE — 0101255 — Bolest koju karakterizira psihička trauma, s odgovarajućim psihopatološkim reakcijama čiji oblik odgovara traumatskom faktoru, a simptomi nestaju nakon eliminacije njihovih uzroka.

DELUZIJSKI POREMEĆAJ — 148454283 — patološko stanje koje karakteriziraju perzistentne afektivno obilježene ideje bazirane na stvarnim okolnostima, a koje prevladavaju nad svim drugim prosudbama.

HIPOHONDRIJSKI SINDROM — 1488588 — hipohondrija se javlja kao prekomjerna briga za svoje zdravlje, a karakterizira ju zabrinutost čak i zbog lakših bolesti ili uvjerenost u vlastito oboljenje od teških bolesti.

SENILNA PSIHOZA — 481854383 — javlja se u starosti te uključuje senilnu demenciju i druge psihoze.

SIMPTOMATSKA PSIHOZA — 8148581 — uključuje psihičke probleme koji proizlaze iz bolesti unutarnjih organa, infektivnih bolesti, endokrinopatije.

TOKSIKOMANIJA I NARKOMANIJA — 1414551 — bolesti uzrokovane uporabom različitih tvari koje uzrokuju opijenost.

TRAUMATSKA ENCEFALOPATIJA — 18543217 — uključuje niz morfoloških, neuroloških i psihijatrijskih bolesti koje se javljaju u kasnijem razdoblju, a uzrokovane su traumatskih ozljedama mozga.

SHIZOFRENIJA — 1858541 — progresivni tijek bolesti koju karakteriziraju inkrementalne promjene osobnosti.

EPILEPSIJA — 1484855 — kronični neurološki poremećaj koji karakteriziraju ponavljajući napadaji u pratnji različitih kliničkih i parakliničkih simptoma.

POGLAVLJE 20.

SEKSUALNI POREMEĆAJI — 1456891

VAGINIZAM — 5142388 — psihogeno uzrokovan grč mišića vagine i dna zdjelice kod pokušaja snošaja ili ginekološkog pregleda.

HIPERSEKSULANOST — 5414855 — umjereni erotizam karakterističan za niz dobnih razdoblja.

IMPOTENCIJA — 8851464 — Slabljenje erekcije koje remeti normalan tijek spolnog odnosa. Pojavljuje se u raznim seksualnim poremećajima.

ONANIZAM (MASTURBACIJA) — 0021421 — surogatni oblik seksualnog zadovoljavanja umjetnom stimulacijom erogenih zona (obično genitalnih), što dovodi do orgazma.

SEKSUALNA PERVERZIJA (SPOLNE PERVERZIJE) — 0001112 — bolesni poremećaj seksualne želje ili uvjeta za njezino zadovoljenje.

SEKSUALNI POREMEĆAJI — 1818191 — Manifestiraju se patološkim promjenama seksualnog uzbuđenja (od seksualne privlačnosti do erekcije, ejakulacije i orgazma), te utječu na međusobnu seksualnu adaptaciju

NAVODNI SEKSUALNI POREMEĆAJI — 1484811 — karakteriziraju ih seksološke manifestacije bez odstupanja

01 prema dobi i tjelesnoj građi.
02
03 **NEUROHUMORALNI SEKSUALNI POREMEĆAJI**
04 — **1888991** — određuje ih primarna lezija diencefaličnog
05 dijela (subtalamični neurohumoralni centar) ili pojedinih
06 endokrinih žlijezda (hipofiza, gonade, nadbubrežna žlijezda,
07 itd.).
08
09 **MENTALNI SEKSUALNI POREMEĆAJI — 2148222**
10 — Najbrojnija skupina poremećaja - povezani su s neuro-
11 dinamičkim poremećajima uslijed formiranih uvjetovanih
12 refleksnih seksualnih stereotipa.
13
14 **POREMEĆAJ EREKCIJSKE KOMPONENTE**
15 **KOPULATIVNOG CIKLUSA — 184854281** — rjeđi je od
16 ostalih poremećaja, a javlja se kod bolesti hrptene moždine,
17 bolesti cauda equina i anatomski povezanih ekstraspinalnih
18 dijelova, te kavernoznih tijela penisa (npr. u obliku induratio
19 penis plastica) traumatskog, upalnog, tumorskog ili toksičnog
20 porijekla.
21
22 **POREMEĆAJ EJAKULACIJSKE KOMPONENTE**
23 **KOPULATIVNOG CIKLUSA — 1482541** — najčešće
24 dolazi do kongestivno - upalnih promjena u prostatičom
25 dijelu uretre ili sindroma paracentralnog lobusa.
26
27 **FRIGIDNOST (SPOLNA HLADNOĆA) — 5148222**
28 — potpuna odsutnost ili smanjenje seksualne želje, te speci-
29 fičnih seksualnih osjeta i orgazma kod žene.
30
31
32
33
34

01
02
03
04
05 # POGLAVLJE 21.
06
07 **KOŽNE I SPOLNE BOLESTI — 18584321**
08
09 **AKTINOMIKOZA KOŽE — 148542156** — najčešći
10 oblik duboke pseudomikoze.
11
12 **ALOPECIJA (ĆELAVOST) — 5484121** — nedostatak
13 dlakavosti (obično na glavi, rjeđe na drugim dlakom pokrive-
14 nim dijelovima tijela).
15
16 **KUTANI ANGIITIS (VASKULITIS) — 1454231** —
17 skupina alergijskih upalnih dermatoza. Glavni sindromi obu-
18 hvaćaju poremećaj dermo - hipodermalnih krvnih žila razli-
19 čite veličine.
20
21 **ATOPIJSKI DERMATITIS (DIFUZNI NEURODER-**
22 **MITIS) — 5484215** — kožna bolest koju karakterizira svr-
23 bež, lihenoidne papule, lihenifikacija i kronični relaps.
24
25 **BALANOPOSTITIS — 5814231** — upala kože glavića i
26 unutarnjeg sloja prepucija i penisa.
27
28 **BRADAVICE — 5148521** — bolest uzrokovana infiltra-
29 tivnim virusom, a karakteriziraju ju benigne tvorbe neupal-
30 nog karaktera slične tumorima.
31
32 **KUTANI VASKULITIS — 5142544** — skupina alergij-
33 skih upalnih dermatoza kod kojih je primarna i vodeća pove-
34 znica kliničkih i patomorfoloških simptoma nespecifični pore-
mećaj dermo-hipodermalnih krvnih žila različite veličine.

VITILIGO — 4812588 — relativno rijetka kutana bolest koju karakterizira fokalni gubitak pigmenta (akromatoza) koji uzrokuje prvenstveno kozmetičku nelagodnost kod bolesnika. Etiologija je nepoznata.

GONOREJA (MUŠKA) — 2225488 — najčešća spolno prenosiva bolest koju karakterizira gnojna upala uretre. Gonoreja kod žena - vidi opstetriciju, ženske bolesti.

MYCOSIS FUNGOIDES — 4814588 — varijanta benignog T-staničnog limfoma na koži.

DERMATITIS — 1853121 — upalne kutane bolesti koje se javljaju kao reakcija na podražaj iz okoliša.

IHTIOZA — 9996789 — nasljedna bolest koja se manifestira kao opći poremećaj keratinizacije.

KANDIDOZA (KANDIDIJAZA) — 9876591 — mikoza uzrokovana gljivama iz roda Candida, zahvaća kožu i sluznicu, a očituje se različitim kliničkim oblicima.

SVRBEŽ KOŽE — 1249812 — u većini slučajeva je neuroalergijske prirode. Svrbež može biti subjektivni simptom raznih bolesti (ekcema, koprivnjača, svraba, i sl.), ali se može javiti i kao zasebna bolest (idiopatski svrbež).

ŠILJATI KONDILOMI — 1489543 — vrsta bradavica u obliku mekih trošiljčanih izraslina koje se pojavljuju najčešće u anogenitalnoj regiji.

URTIKARIJA — 1858432 — alergijska bolest koju karakterizira stvaranje mjehura na koži i sluznici.

TOKSIČNA EPIDERMALNA NEKROLIZA — 4891521 — alergijske lezije kože i sluznice uzrokovane toksinima. Često su popraćene promjenama u unutarnjim organima i živčanom sustavu.

LEPRA — 148543294 — kronična infektivna bolest.

LYMPHOGRANULOMA VENEREUM (ČETVRTA SPOLNA BOLEST, SPOLNA LIMFOPATIJA) — 1482348 — Spolna bolest

LICHEN RUBER PLANUS — 4858415 — Česta bolest nepoznate etiologije koja se manifestira oštećenjem kože i sluznice, a rjeđe noktiju.

PITYRIASIS VERSICOLOR (PITYRIASIS) — 18543214 — slabokontagiozne gljivične infekcije na koži.

PITYRIASIS ROSEA — 5148315 — rasprostranjena, vjerojatno virusna kožna bolest s karakterističnim eritemom.

MASTOCITOZA — 148542171 — kronična bolest koja zahvaća kožu, unutarnje organe i kosti.

MIKROSPORIJA — 1858321 — gljivične infekcije kože i kose uzrokovane mikrosporama.

MOLLUSCUM CONTAGIOSUM — 514321532 — kronične virusne infekcije na koži, uglavnom se javlja kod djece.

NEURODERMITIS — 1484857 — najteža bolest u skupini dermatoza koju karakterizira jak svrbež, češanje i posljedična lihenifikacija kože.

TUMOR KOŽE — 1458914 — skupni pojam za nekoliko vrsti tumora porijeklom iz različitih dijelova epiderme.

PIODERMA — 51432149 — skupina kožnih bolesti, glavni simptom je upala.

PRURIGO — 5189123 — bolest iz skupine dermatoza koju karakterizira nastanak upaljenih kvržica koje svrbe.

PSORIJAZA— 999899181 — kronična nezarazna bolest koja se manifestira oštećenjima na koži, noktima i zglobovima.

PEMPHIGUS VULGARIS (AKANTOLITIČNI POREMEĆAJ) — 8145321 — maligne bolesti nepoznate etiologije, karakterizira ih pojava mjehurića i erozija na sluznicama i koži, sklonost prema perifernom širenju i toksičnost.

ROSACEA— 518914891 — česta komplikacija seboreje u srednjoj i starijoj dobi. Očituje se u obliku malog nodularnog pustularnog osipa na licu s pozadinskim difuznim eritemom i teleangiektazijama.

ONIHOMIKOZA (RUBROFITIJA) — 4518481 — najčešći gljivične infekcije stopala.

SEBOREJA — 1234512 — bolest nepoznate etiologije karakterizirana pojačanim nastankom kvalitativno promijenjenog sebuma na površini kože, čime se smanjuju bakteriostatska svojstva kože i potiče razvoj sekundarne infekcije.

SIFILIS — 1484999 — infektivna bolest koju karakterizira kronični relaps s oštećenjem svih organa i sustava, a prenosi se uglavnom spolnim putem.

01 **STEVENS-JOHNSONOV SINDROM — 9814753 —**
02 akutna toksično-alergijska bolest koja se manifestira genera-
03 liziranim osipom na koži i sluznici. To je maligna varijanta
04 eksudativnog eritema.

06 **TOKSIDERMIJA (ALERGIČNA TOKSIDERMIJA)**
07 **— 514832184 —** Oštećenja kože nastala kao reakcija na
08 toksične i alergijske tvari unesene oralnim, respiratornim i
09 perenteralnim putem (kemijske tvari, neki lijekovi i hrana).

11 **TRIHOFITIJA — 4851482 —** gljivične infekcije kože,
12 kose i noktiju uzrokovane trihofitonima. Postoje površinska
13 (antroponozna) i inflitrativna supurativna (zooantroponozna)
14 trihofitija.

16 **TUBERKULOZA KOŽE — 148543296 —** skupina der-
17 matoza koje nastaju uslijed prodora tuberkulozne mikobakte-
18 rije u kožu i potkožno tkivo.

20 **ACNE VULGARIS (MALOLJETNIČKE) —**
21 **514832185 —** jedna od najčešćih kožnih bolesti koja se javlja
22 prvenstveno u adolescenciji, a karakterizira ju gnojna upala
23 lojnih žlijezda zbog seboreje.

25 **FAVUS (KRASTE) — 4851481 —** gljivične infekcije
26 kože, kose i noktiju koje karakterizira dugotrajni tijek.

28 **SVRAB — 8132548 —** parazitska bolest koju karakteri-
29 zira noćni svrbež, grebanje, tragovi kretanja svrabaca po koži.

31 **MEKI ŠANKIR — 4815451 —** spolna bolest koju karak-
32 teriziraju bolni meki čirevi na genitalijama.

34 **EKCEM — 548132151 —** Bolest koju karakterizira
upala površinskih slojeva kože neuro-alergijske prirode (kao

reakcija na vanjske ili unutarnje podražaje), polimorfni osip, svrbež i dugoročni relaps.

EPIDERMOFITIJA — 5148532 — gljivične infekcije kože i noktiju. Postoje preponska epidermofitija i epidermofitija stopala.

ERYTHEMA NODOSUM — 15184321 — najčešća bolest u skupini dubokih alergijskih vaskulitisa koja se manifestira upalnim mjestima na donjim ekstremitetima.

ERYTHEMA MULTIFORME EXSUDATIVUM — 548142137 — ciklička bolest koju karakterizira eritematozno – bubuljičasti i bulozni osip na koži i sluznici.

ERITRAZMA — 4821521 — najraširenija površinska pseudomikoza.

01
02
03
04
05   **POGLAVLJE 22.**
06
07   **KIRURŠKE BOLESTI — 18574321**
08   **KIRURŠKE BOLESTI ODRASLIH — 5843215**
09
10   **APSCES — 8148321 —** gnojna upala tkiva s nastankom
11 ograničenog žarišta nekroze okruženog granulacijskim tkivom.
12
13   **ADENOM PROSTATE — 51432144 —** adenomioma-
14 toza periuretralne žlijezde.
15
16   **AKTINOMIKOZA — 4832514 —** gljivična bolest uzro-
17 kovana raznim vrstama aktinomiceta koje saprofitiraju u
18 usnoj šupljini.
19
20   **ANEURIZMA — 48543218 —** protruzija ili proširenje
21 intime žile zbog defekta stijenke žile. Pritom se može oču-
22 vati endotelijalni pokrov (prava aneurizma) ili endotel nestaje
23 (lažna aneurizma). Aneurizma je povezana sa žilom kao uča-
24 hurena šupljina u okolnim tkivima ili se nalazi između ovoj-
25 nica žile (raslojava se).
26
27   **SRČANA ANEURIZMA — 9187549 —** Infarkt mio-
28 karda u 10-15% slučajeva komplicira se razvojem aneurizme.
29
30   **UPALA SLIJEPOG CRIJEVA — 54321484 —** nespeci-
31 fična upala slijepog crijeva.
32
33   **ATEROM — 888888179 —** retencijska cista lojne žli-
34 jezde u koži koja nastaje zbog zatvaranja izlaznog voda žli-
jezde.

BRONHIEKTAZIJA — 4812578 — cilindrično ili vrećasto proširenje segmentalnih ili subsegmentnalnih bronha, češće donjeg režnja, a posebno na lijevoj strani.

VARIKOZITETI VENA DONJIH EKSTREMITETA — 4831388 — neujednačno vrećasto proširenje vena popraćeno insuficijenjcijom valvula i poremećajem krvotoka.

VARIKOKELA — 81432151 — bolest testikularnih vena koju karakterizira neujednačeno proširenje vena s vijugavošću, čvorićima i stanjivanjem stijenke vena.

HIDROCELA TESTISA — 481543255 — nakupljanje tekućine kroz neobliterirani processus vaginalis u seroznu ovojnicu testisa.

IŠČAŠENJA — 5123145 — pomak zgloba izvan fiziološkog položaja.

PROLAPS REKTUMA — 514832187 — bolest u kojoj se debelo crijevo izokreće van kroz anus.

PLINSKA GANGRENA — 45143218 — plinska anaerobna infekcija koja uništava tkivo.

GANGRENA PLUĆA — 4838543 — progresivno truležno raspadanje parenhima pluća uslijed djelovanja anaerobnih bakterija.

HEMARTROZA — 4857543 — krvarenje u zglobne šupljine.

HEMOROIDI — 58143219 — varikozitet vena debelog crijeva

HIDRADENITIS — 4851348 — gnojna upala žlijezda znojnica.

GINEKOMASTIJA — 4831514 — povećanje mliječnih žlijezda kod muškaraca.

HERNIJA — 95184321 — izlazak unutarnjih organa van anatomske šupljine pod kožu ili ostale okoln anatomske prostore.

DAMPING - SINDROM — 4184214 — javlja se kod bolesnika podvrgnutih opsežnoj resekciji želuca, posebno po Billrothu II.

DIVERTIKUL — 48543217 — vrećasta protruzija sluznice i submukoza u mišiće membrane probavnog trakta.

DIVERTIKULOZA DEBELOG CRIJEVA — 4851614 — nastanak divertikuliuslijed dugotrajno povišenog segmentnog pritiska na distalne dijelove debelog crijeva zbog poremećaja motoričke funkcije i starosnih degenerativnih promjena vezivnog tkiva i mišića stijenki debelog crijeva.

KOLELITIJAZA — 0148012 — bolest uzrokovana formiranjem kamenaca u žučnoj vrećici, rjeđe u jetri i žučnim vodovima.

OPSTRUKTIVNA ŽUTICA — 8012001 — patološki sindrom uzrokovan poremećajem izlijevanja žuči iz žučnih vodova.

AKUTNA RETENCIJA URINA — 0144444 — proizlazi iz kompresije mokraćnih putova (adenom ili rak prostate, suženje uretre, kamenac u mokraćnom mjehuru, itd.) i smanjenja kontraktilne sposobnosti detruzora.

ZOLLINGER-ELLISONOV SINDROM — 148543295
— peptički ulkus nastao zbog gastrinoma gušterače.

STRANO TIJELO BRONHA — 5485432 — razni predmeti, uključujući biljke i životinje, koji su dospjeli u bronhe udisanjem.

STRANA TIJELA U ŽELUCU — 8184321 — djeca i mentalno bolesni ljudi mogu progutati žlice, noževe, vilice, igle, gumbe, kovanice i druge predmete.

STRANA TIJELA U JEDNJAKU — 14854321 — kovanice, proteze, kosti, igle, čvrsti komadi mesa.

STRANA TIJELA U MEKOM TKIVU — 148543297 — često se nalaze na rukama i nogama. To su komadi metala, drveta ili stakla.

KARBUNKUL — 483854381 — gnojni upala nekoliko folikula i okolnog potkožnog masnog tkiva.

CISTIČNA MASTOPATIJA — 4851432 — Većina cista uzrokovana je dishormonalnim bolestima, rijetko se susreću retencijske ciste.

LATERALNE CISTE I FISTULE VRATA — 514854214 — nastaju iz ostataka embrionalnih škržnih lukova ili trećeg ždrijelnog luka.

MEDIJALNE CISTE I FISTULE VRATA — 4548541 — medijanske vratne ciste i fistule nastaju iz ostataka štitnjačno-jezičnog kanala koji prolazi od slijepog otvora jezika do piramidalnog nastavka štitne žlijezde (u embrionalnoj fazi).

ULCEROZNI KOLITIS — 48143211 — rasprostranjena ulcerozna bolest sluznice debelog crijeva (počevši od rektuma), a karakterizira ju dugotrajni tijek i prate teške lokalne i sustavne komplikacije.

UROĐENI DERMALNI SINUSI SAKROKOKCIGEALNE REGIJE (PILONIDALNI SINUS) — 9018532 — abnormalnosti kože - cjevasta udubljenja kože koja se javljaju u brazdi velikih sjedalnih mišića, obično sadrži oljušteni epitel, masti i dlake.

PESEQUINOVARUS — 485143241 — deformacija stopala koje je okrenuto prema unutra i u smjeru tabana.Uzrok zgrčenog stopala su deformacije kostiju i kontrakture u zglobovima stopala.

TORTIKOLIS — 4548512 — fiksni naklon glave prema jednom od sternokleidomastoidnih mišića u kombinaciji s rotacijom glave u suprotnom smjeru kao rezultat ožiljačnih promjena u mišićima.

KRIPTORHIZAM — 485143287 — nepotpuno spuštanje testisa u skrotum ili distopija na bilo kojoj razini.

UNUTARNJE KRVARENJE — 5142543 — izljev krvi u lumen anatomske šupljine ili šuplji organ kod mehaničke povrede arterijskog ili venskog debla, erozije žila, rupture aneurizme.

VANJSKO KRVARENJE (IZ RANE) — 4321511 — dolazi uslijed oštećenja žila kod otvorenih mehaničkih ozljeda.

CROHNOVA BOLEST — 94854321 — nespecifične upalne lezije probavnog trakta na bilo kojem dijelu popraćene nastankom upalnih infiltrata, dubokih uzdužnih ulkusa koje kompliciraju perforacije, vanjske ili unutarnje fistule, krvarenja i druge ozbiljne komplikacije.

LEIOMIOM — 5514214 — benigni tumori nastali od glatkih mišića.

LIMFADENITIS — 4542143 — upala limfnih čvorova (često gnojna).

LIMFANGITIS — 484851482 — gnojni upala limfnih žila. Etiologija - vidi limfadenitis.

LIPOM — 4814842 — benigni tumor porijeklom iz masnog tkiva.

PSEUDARTROZA — 4814214 — pokretnost preko kosti kao posljedica nesrastanja prijeloma.

MASTITIS — 8152142 — upala mliječne žlijezde.

MASTOPATIJA — 84854321 — dishormonalna bolest dojke.

MEGAKOLON — 4851543 — gigantizam debelog crijeva različite etiologije (Hirschsprungova bolest, Chigasova bolest, idiopatski megakolon, itd.).

MEDIJASTINITIS — 4985432 — serozna ili gnojni upala tkiva medijastinuma.

OPSTRUKCIJA CRIJEVA — 4548148 — sindrom koji karakterizira poremećeni prolaz crijevnog sadržaja kroz probavni trakt.

URASTAO NOKAT — 4548547 — urastanje bočnog ruba nokta ispod nokta.

OZEBLINE — 4858514 — oštećenje tkiva uzrokovano lokalnom izloženošću hladnoći.

TOPLINSKE OPEKLINE — 8191111 — nastaju kod izlaganja tkiva visokim temperaturama.

OKLUZIJA ARTERIJA — 81543213 — dovodi do akutnog ili kroničnog poremećaja cirkulacije u anatomskim regijama ili organima, a nastaje zbog embolije ili tromboze.

ORHIEPIDIDIMITIS — 818432151 — nespecifična upala sjemenika i sjemenovoda.

OSTEOMIJELITIS TRAUMATSKI — 514854221 — upala koštanog tkiva ili kosti zbog otvorene frakture, prostrijelne rane, rane mekih tkiva u neposrednoj blizini kosti.

AKUTNI ABDOMEN — 5484543 — skupni naziv koji uključuje akutne kirurške abdominalne bolesti koje zahtijevaju hitnu hospitalizaciju zbog operativnog ili konzervativnog liječenja.

AKUTNI PANKREATITIS — 4881431 — bolest uzrokovana autolizom gušterače uslijed aktivacije enzima u kanalima.

AKUTNI KOLECISTITIS — 4154382 — akutna nespecifična upala žučnog mjehura.

PANARICIJ — 8999999 — nespecifična upala prstiju ruku ili nogu, s izuzetkom furunkula stražnje površine.

PENETRIRAJUĆI ULKUS — 9148532 — penetracija ulkusa želuca ili duodenalnog ulkusa u susjedne organe i tkiva.

FRAKTURA — 7776551 — povreda anatomskog integriteta kosti uslijed traume.

PERITONITIS — 1428543 — Izaziva ga infekcija, a rjeđe kemijski nadraživači (urin, žuč, želučani sok).

PIOPNEUMOTORAKS — 148543299 — nakupljanje gnoja i zraka u pleuralnoj šupljini, uz različiti stupanj kolapsa pluća.

RAVNA STOPALA — 1891432 — spuštanje poprečnog i rjeđe, uzdužnog luka stopala.

SPONTANI PNEUMOTORAKS — 481854221 — gubitak podtlaka u pleuralnoj šupljini, uz djelomični ili potpuni kolaps pluća zbog dodira s vanjskim okruženjem u netaknutom prsnom košu.

OŠTEĆENJA UNUTARNJIH ORGANA — 8914319 — ozljeda mozga (vidi traume lubanje).

POLIP — 4819491 — benigni tumor porijeklom od sluznice, pojavljuje se na nožici ili širokoj osnovi te visi u lumen organa.

POSTKOLECISTEKTOMIČKI SINDROM — 4518421 — stanje u kojem predoperativna bol i zabrinutost pacijenta perzistiraju i nakon operacije.

PERFORIRANI ULKUS — 8143291 — šuplji organ (želudac, dvanaesnik) dolazi u dodir sa peritonealnom šuplji-

nom, a u većini slučajeva nastaje zbog ulkusa želuca i duo-
denalnog ulkusa.

DEKUBITUS — 6743514 — nekroza kože zbog kom-
presije tkiva s oštećenjem trofike. U mladoj dobi dekubitus
nastaje zbog ozljede leđne moždine, a u starijoj životnoj dobi
ili kod slabih bolesnika uslijed dugotrajnog ležanja. Češće se
nalazi na području peta i križa.

PROSTATITIS — 9718961 — upala prostate.

PUKNUTI MENISKUS — 8435482 — intraartikularno
oštećenja koljena.

RANE — 5148912 — mehanička oštećenja tkiva s povre-
dom njihovog integriteta.

FISTULE REKTUMA — 5189421 — kanali patološki
formirani u stijenci debelog crijeva, obično u području Mor-
gagnijevih kripti, a završavaju u pararektalnom tkivu (nepot-
pune unutarnje), ili češće otvorima na koži oko anusa (kom-
pletne vanjske).

STENOZE PILORUSA — 81543211 — poremećaj eva-
kuacije hrane iz želuca, zbog ožiljaka na dvanaesniku kao
posljedica peptičkog ulkusa, raka antralnog dijela želuca i
rijetko hipertrofije pilorusa.

ANALNA FISURA — 81454321 — uzdužni prorez na
sluznici analnog kanala, obično se nalazi na poleđini njegova
zida.

TROMBANGITIS — 5432142 — upalna sistemska
bolest arterija i vena sa segmentnom obliteracijom i trombo-
zom, najprije srednjih i malih, a zatim i velikih žila.

TROMBOFLEBITIS — 1454580 — Vidi flebotromboza

TUBERKULOZA KOSTIJU — 148543281 — jedan od oblika tuberkulozne infekcije koji se manifestira u 10% bolesnika s tuberkulozom.

URETRITIS — 1387549 — Upala sluznice mokraćnog kanala, češće uz etiologiju gonoreje, a ponekad kao rezultat prostatitisa.

OZLJEDA (KONTUZIJA) — 0156912 — mehaničko oštećenje tkiva bez ugrožavanja integriteta kože.

FIBROADENOM DOJKE — 4854312 — dishormonalni tumor koji se javlja zbog hiperestrogenemije.

FIMOZA I PARAFIMOZA — 0180010 — Bolesti koje nastaju uslijed preuskog otvora prepucija i penisa.

DUBOKA VENSKA TROMBOZA — 1454580 — stvaranje tromba u lumenu vene koji je u cijelosti ili djelomično (plutajući tromb) pričvršćen na stijenku žile te uzrokuje njenu opstrukciju.

FLEGMONA — 48143128 — gnojna upala tkiva s progresivnom tendencijom.

FURUNKUL — 5148385 — gnojna upala folikula dlake i okolnog potkožnog masnog tkiva. Uzročnik upale je najčešće bakterija iz roda Staphylococcus.

KOLANGITIS — 8431548 — nespecifična upala žučnih vodova.

01   **ELEKTRIČNA TRAUMA — 5185431 —** oštećenja
02 tkiva i organa prolazom električne struje kroz tijelo: u slučaju
03 nesreće na radu, češće u domu i kod djece.
04
05   **EMPIJEM PLEURE (GNOJNA UPALA PLUĆA)**
06 **— 514854223 —** nakupljanje gnoja u pleuralnoj šupljini s
07 posljedičnom kompresijom plućnog tkiva.
08
09   **ENDARTERITIS OBLITERANS — 4518521 —** naj-
10 češće bolesti arterija donjih udova, obično se javljaju uz ate-
11 rosklerozu obliterans, tombangiitis.
12
13   **TROFIČKI ULKUS — 514852154 —** dugotrajni defekt
14 tkiva sa tendencijom sporog tijeka i recidiva.
15
16   **KIRURŠKE BOLESTI NOVOROĐENČETA —**
17 **514218871 —**
18
19   **KIRURŠKE BOLESTI ORGANA TRBUŠNE**
20 **ŠUPLJINE — 5184311 —** kongenitalni ileus, atrezija anusa.
21
22   **NEONATALNA OPSTRUKTIVNA KOLANGIOPA-**
23 **TIJA (BILIJARNA ATREZIJA) — 948514211 —** nemo-
24 gućnost funkcije bilijarnog trakta, opstrukcija žučnih kanala.
25
26   **KIRURŠKE BOLESTI ORGANA PRSNOG KOŠA —**
27 **5184312 —**
28
29   **ATREZIJA JEDNJAKA — 518543157 —** teška malfor-
30 macija koja nastaje u ranim fazama embriogeneze, kada se
31 jednjak oblikuje šuplju cijev i odvojen je od dišnog sustava.
32
33   **PRIROĐENA DIJAFRAGMALNA HERNIJA —**
34 **518543257 —** malformacija koja nastaje u maternici, a u
kojoj se abdominalni organi premještaju u prsa kroz defekt

© Г. П. Грабовой, 1999

01 u dijafragmi.
02
03 **KONGENITALNE CISTE U PLUĆIMA — 4851484 —**
04 malformacija koja se javlja u razdoblju embriogeneze, kada se
05 formiraju bronhi i alveole.
06
07 **PNEUMOTORAKS — 5142147 —** Ulazak zraka u pleu-
08 ralnu šupljinu tijekom mehaničke ventilacije pluća.
09
10 **TRAHEOEZOFAGEALNA FISTULA — 514854714 —**
11 nepravilna podjela tzv. primarnog crijeva u stadiju embrioge-
12 neze na dišni trakt i jednjak.
13
14 **BAKTERIJSKE UPALNE BOLESTI — 514852171 —**
15
16 **MASTITIS NOVORONĐEČETA — 514854238 —** upala
17 mliječne žlijezde.
18
19 **AKUTNI HEMATOGENI OSTEOMIJELITIS —**
20 **5141542 —** gnojno-septička bolest novorođenčadi.
21
22 **PERITONITIS — 4184321 —** bolest višestruke etiolo-
23 gije koja nastaje uslijed perforacije stijenke probavnog sustava
24 prilikom razvoja, nekrotičnog enterokolitisa i upalne bolesti
25 trbušne šupljine.
26
27 **AKUTNI PARAPROKTITIS — 4842118 —** upala masnog
28 tkiva koje se nalazi oko rektuma i anusa.
29
30 **NEKROTIZIRAJUĆI CELULITIS NOVOROĐEN-**
31 **ČETA — 514852173 —** vrsta gnojno-nekrotičnog oboljenja
32 kože i potkožnog masnog tkiva kod djece tijekom prvih tjedana
33 života.
34

BOLESTI LOKOMOTORNOG SUSTAVA — **514218873 —** povrede nastale tijekom poroda carskim rezom uslijed ručnog manevriranja ili uporabe instrumenata.

TRAUMA I ORTOPEDSKE BOLESTI — 1418518 —

ANKILOZA — 1848522 — ukočenost u zglobovima kao posljedica patoloških promjena u njima.

BURZITIS — 75184321 — upala periartikularne sluznice burze.

HEMARTROZA — 7184321 — krvarenje u zglobne šupljine.

HALLUX VALGUS — 5418521 — Radi se o iskrivljenju palca stopala u stranu, s ušiljenjem prednjeg dijela stopala i stvaranjem bolne koštane izbočine na unutarnjoj strani korjena palca.

DUPUYTRENOVA KONTRAKTURA — 5185421 — kontraktura prstiju šake kao rezultat cikatricijalne degeneracije palmarne aponeuroze.

KONTRAKTURA ZGLOBOVA — 8144855 — ograničenje pokretljivosti zgloba.

PSEUDOARTROZA — 8214231 — pokretljivost kosti kao posljedica nesraštavanja prijeloma.

OŠTEĆENJA UNUTARNJIH ORGANA — 5432188 — ozljede organa prsne šupljine, ozljeda trbuha, traumatske ozljeda mozga (vidi ozljede lubanje i mozga).

UGANUĆE (DISTORZIJA) — 5148517 — oštećenja ligamenata, mišića, tetiva i drugih tkiva, bez oštećenja njihove anatomske cjelovitosti.

TRAUMATSKE AMPUTACIJE — 5451891 — otrgnuće cijelog uda (ili djela tijela) ili njihovih dijelova kao rezultat mehaničke sile.

TRAUMATSKI ŠOK — 1454814 — generalizirana teška reakcija tijela na opsežne ozljede tkiva i gubitak krvi.

01
02
03
04
05
06
07
08
09
10
11
12
13
14
15
16
17
18
19
20
21
22
23
24
25
26
27
28
29
30
31
32
33
34

POGLAVLJE 23.

BOLESTI UHA, GRLA, NOSA — 1851432

ADENOIDNE VEGETACIJE — 5189514 — Patološka hipertrofija trećeg ždrijelnog (nazofaringealnog) krajnika.

ANGINA (AKUTNI TONZILITIS) — 1999999 — infektivna bolest koja uglavnom zahvaća krajnike.

OTOANTRITIS — 1844578 — Upala stijenki antruma i okolnih tkiva.

ATREZIJA I SINEKIJA NOSNE ŠUPLJINE — 1989142 — srastanje vezivnog tkiva, hrskavice i kosti koji djelomično ili potpuno zatvaraju lumen nosa.

AEROSINUSITIS — 514854237 — Upala paranazalnih sinusa koja se javlja kod iznenadnih padova barometarskog tlaka zraka.

HEMATOM NOSNOG SEPTUMA — 5431482 — ozljeda nosa često popraćene krvarenjem unutar sluznice nosnog septuma te posljedičnim hematomom.

HIPERPLAZIJA KRAJNIKA — 4514548 — često se javlja u kombinaciji s adenoidnim vegetacijama. Javlja se češće kod djece kao manifestacija hipertrofije limfadenoidnog tkiva ždrijela.

DIJAFRAGMA GRKLJANA — 148543283 — membrana vezivnog tkiva u grkljanu.

KATAR TUBE AUDITIVE — 18554321 — bolest slušne (eustahijeve) cijevi s poremećajem ventilacije srednjeg uha.

RETROFARINGEALNI APSCES — 1454321 — nastaje zbog nakupljanja gnoja u limfnim čvorovima i tkivu u retrofaringealnom prostoru.

STRANA TIJELA — 54321545 — Strana tijela u uhu. Najčešće se viđa kod djece koja u ušni kanal umeću razne male predmete (papir, koštice voća, grašak, sjemenke suncokreta, perle i sl.).

DEVIJACIJA SEPTUMA — 148543285 — posljedica razvojnih abnormalnosti kostura lica ili ozljeda.

KRVARENJE IZ NOSA — 65184321 — Uzroci: trauma nosa, kirurški zahvat u nosnoj šupljini, tumor, akutne infektivne bolesti, hipertenzija, hemoragijska dijateza.

LABIRINTITIS — 48154219 — difuzna upala srednjeg uha.

LARINGITIS — 4548511 — Upala sluznice grkljana.

LARINGOSPAZAM — 485148248 — češće se javlja u ranom djetinjstvu (kao simptom rahitisa, spazmofilije, hidrocefalusa, kao posljedica umjetnog hranjenja i sl.).

AKUTNI MASTOIDITIS — 514832186 — akutna upala tkiva mastoida, čest obilk komplikacije akutne gnojne upale srednjeg uha (sekundarni mastoiditis).

MENIEROVA BOLEST — 514854233 — uzroci su nejasni. Glavni patogenetski čimbenici su povećanje količine tekućine u labirintu (endolimfe) i rast tlaka unutar labirinta.

MUKOCELE (PIOCELE) FRONTALNOG SINUSA — 5148322 — cistično proširenje paranazalnih sinusa.

HUNJAVICA (RINITIS) — 5189912 — upala nosne sluznice.

HUNJAVICA VAZOMOTORNA, ALERGIJSKA — 514852351 — Iznenadni napadaji nosne kongestije popraćene obilnom vodenom sluzi i kihanjem. Vazomotorni rinitis je neuro-refleksna bolest.

AKUSTIČNI NEURITIS — 1488513 — neuritis slušnog živca.

OZENA — 514854241 — kronična bolest nosne šupljine s jakom atrofijom sluznice, formiranjem gustog sekreta koji se pretvara u smrdljive kraste, stanjivanjem kostiju nosne šupljine i stijenke nosa.

TUMORI GRLA — 5148742 — Učestaliji su benigni tumori, osobito fibrom (polip) i papilom grkljana.

LARINGEALNI EDEM — 2314514 — pojavljuje se kao jedna od manifestacija upalne ili neupalne lezije grkljana i obično je lokaliziran na mjestima nakupljanja krhkog tkiva podsluznice grkljana (vestibularni nabori, nadgrkljanski nabori, epiglotis).

OTHEMATOM — 4853121 — Krvarenje između hrskavice i perichondriuma na vanjskoj površini ušne školjke (gornjoj trećini), a ponekad i između hrskavice i kože.

© Г. П. Грабовой, 1999

OTITIS — 55184321 — upala uha. Postoje vanjski, srednji i unutarnji (vidi labirintski) otitis.

OTOMIKOZA — 514832188 — bolest koju uzrokuju različite vrste gljiva na stijenkama vanjskog slušnog kanala (ponekad i na opni bubnjića)

OTOSKLEROZA (OTOSPONGIOZA) — 4814851 — fokalna bolest kostiju kapsule labirinta nepoznate etiologije.

LARINGEALNA PAREZA I PARALIZA — 1854555 — proizlaze iz upalnih i degenerativnih procesa u mišićima grkljana ili zbog disfunkcije živaca grkljana, mozgovnih centara i provodnih putova.

POLIPI NOSA — 5519740 — nastaju uglavnom kao rezultat dugotrajnog nadražaja sluznice.

OTOGENA SEPSA — 5900001 — nastaje uslijed širenja infekcija iz gnojnog žarišta u srednjem uhu kroz vene i sinuse temporalne kosti, ili kao rezultat izravnog kontakta gnoja sa stijenkama sigmoidnog sinusa.

NAKUPLJANJE CERUMENA — 48145814 — nakupljanje ušnog voska u slušnom kanalu uslijed pojačane sekrecije ceruminoznih žlijezda

UPALA SINUSA — 1800124 — akutna ili kronična upala sinusa

SKLEROM — 0198514 — kronična infektivna bolest sluznice dišnih puteva.

STENOZA LARINKSA — 7654321 — značajno smanjenje ili potpuno zatvaranje lumena larinksa. Postoje akutne i kronične stenoze larinksa.

STRIDOR KONGENITALNI — 4185444 — anomalija vanjskog prstena grkljana.

TONZILITIS AKUTNI — 1999999 — vidi angina

KRONIČNI TONZILITIS — 35184321 — upala krajnika od koje obolijevaju djeca i odrasli.

OZLJEDE UHA — 4548515 — mehaničke ozljede su najčešći tip oštećenja uha.

TUBERKULOZA GRKLJANA — 5148541 — je komplikacija plućne tuberkuloze, a javlja se uglavnom kod muškaraca u dobi od 20 do 40 godina.

UPALA GRLA — 1858561 — kronična ili akutna upala sluznice grla.

FARINGOMIKOZA — 1454511 — oboljenje sluznice grla uzrokovanom gljivom leptothrix

FIBROM NAZOFARINKSA — 1111122 — najčešći tumor nazofarinksa.

FURUNKUL PREDVORJA NOSA — 1389145 — nastaje kao rezultat traume i grebanja od strane samog bolesnika, prilikom čega stafilokokne bakterije prodiru u žlijezde lojnice i folikule dlaka u nosnicama.

POGLAVLJE 24.

BOLESTI OČIJU — 1891014

SLABOVIDNOST — 1899999 — Smanjenje vida bez ikakvog anatomskog ili refrakcijskog uzroka.

ASTENOPIJA — 9814214 — Nagli zamor očiju tijekom gledanja.

ASTIGMATIZAM — 1421543 — kombinacija raznih vrsta ametropije ili različitih stupnjeva jedne vrste ametropije u jednom oku.

ATROFIJA OČNOG ŽIVCA — 5182432 — bolest očnog živca i mrežnice, bolesti mozga, njegove membrane i krvnih žila, poremećaj općeg stanja, nasljedni uzroci.

BLEFARITIS — 5142589 — upala rubova očnih kapaka.

KRATKOVIDNOSTI (MIOPIJA) — 548132198 — vrsta ametropije kod koje se paralelne zrake koje dolaze iz ubdaljenih predmeta spajaju ispred mrežnice.

PROLJETNI KATAR — 514258951 — kronične upale konjunktive kapaka i očne jabučice s papilama koje se intenziviraju u proljeće i ljeto.

LUKSACIJA LEĆE — 25184321 — kompletni (iščašenje) ili djelomični pomak (subluksacija) leće s uobičajenog položaja.

IZVRTANJE VJEĐA — 5142321 — cikatricijalna ektropija (izvrtanje zbog ožiljka) koje nastaje zbog kontrakcije vjeđa nakon ozljede, opeklina, sistemskog eritemskog lupusa i drugih patoloških procesa u ovom području. Spastično izvrtanje je rezultat smanjenja orbitalnog dijela kružnog mišića oka. Senilna ektropija je posljedica slabosti mišića. Paralitička ektropija pogađa samo donji kapak, a nastaje uslijed paralize lica.

HEMERALOPIJA (NOĆNO SLJEPILO, KOKOŠJE SLJEPILO) — 5142842 — poremećaj vida u sumrak

GLAUKOM — 5131482 — kronična bolest oka sa stalnim ili povremenim povećanjem intraokularnog tlaka. To je poseban oblik atrofije očnog živca (glaukomatozna ekskavacija), i poremećaja vidnog polja. Postoje primarni, sekundarni i kongenitalni glaukomi.

DAKRIOCISTITIS — 45184321 — Upala suzne vrećice (većinom kronična).

DALEKOVIDNOST (HIPERMETROPIJA) — 5189988 — vrsta ametropije kod koje se paralelne zrake koji dolaze iz udaljenih predmeta spajaju iza mrežnice.

EDEM DISKA OČNOG ŽIVCA — 145432152 — neupalne otekline diska očnog živca.

IRITIS — 5891231 — Upala šarenice ili šarenice i cilijarnog tijela (iridociklitis).

KATARAKTA — 5189142 — zamućenje tvari leće ili kapsule leće

KERATITIS — 518432114 — upala rožnice.

KONJUNKTIVITIS — 5184314 — upala očne spojnice

STRABIZAM — 518543254 — odstupanje vizualne osi jednog oka od zajedničke točke fiksacije.

PTERIGIJ (VANJSKA MRENA) — 18543212 — nabor konjunktive srašten s rubom rožnice.

OPTIČKI NEURITIS — 5451589 — izravno širenje upale iz paranazalnih sinusa ili moždane opne na očni živac i metastaziranje infekta kod bakterijemije, reakcija živčanog tkiva na senzibilizaciju kod općih infekcija i intoksikacije.

OKLUZIJA SREDIŠNJE ARTERIJE MREŽNICE — 514852178 — okluzija središnje arterije mrežnice uslijed grča, embolije ili tromboze.

OKLUZIJA SREDIŠNJE VENE MREŽNICE — 7777788 — zatvaranje lumena središnje vene mrežnice ili njezinih ogranaka zbog tromboze ili zadebljanja žile.

OPEKLINE OKA — 8881112 — nastaju uslijed djelovanja topline (toplinska opekline) ili kemijske tvari (kemijske opekline).

SPUŠTENOST GORNJEG KAPKA (PTOZA) — 18543121 — Razni stupnjevi spuštanja gornjeg kapka od jedva primjetnih do potpunog zatvaranja oka.

ABLACIJA MREŽNICE — 1851760 — razlikuje se primarno i sekundarno odslojavanje mrežnice koje je uzrokovano ozljedama, upalama, oteklinama oka.

PANOFTALMITIS — 5141588 — akutna gnojna upala svih očnih tkiva i opne oka.

PREZBIOPIJA (STARAČKA DALEKOVIDNOST) — 1481854 — starosno slabljenje akomodacije očnog mišića: skleroza ne dopušta leći da poprimi maksimalni konveksni oblik čime se smanjuje njezinu moć refrakcije.

OZLJEDE OČNE JABUČICE — 518432118 — povreda cjelovitosti oka kao posljedica udara oštrih i tupih predmeta.

RETINITIS — 5484512 — UPALA MREŽNICE.

FOTOELEKTRIČNA OFTALMIJA — 5841321 — Opekline konjunktive, rožnice i mrežnice oka uslijed izlaganja intenzivnoj svjetlosti.

SIMPATIČKA OFTALMIJA — 8185321 — obolijevanje jednog oka koje nastaje uslijed kroničnog traumatskog iridociklitisa drugog oka.

SKLERITIS, EPISKLERITIS — 514854248 — upala bjeloočnice i episklere uslijed reumatizma, tuberkuloze, rjeđe sifilisa te akutnih infektivnih bolesti.

TRAHOM — 5189523 — kronična infekcija konjunktive.

UVEITIS — 548432198 — upala uvealnog dijela oka

HALAZION — 5148582 — Kronična upala žlijezda lojnica na vjeđi.

KOROIDITIS — 5182584 — upala koroideje, obično u kombinaciji s upalom mrežnice (korioretinitis).

EGZOFTALMUS — 5454311 — izbočenje oka kroz otvor očne šupljine prema naprijed.

ENDOFTALMITIS — 514254842 — gnojna upala unutarnje ovojnice oka s nastankom apscesa u staklastom tijelu.

ULKUS ROŽNICE — 548432194 — Etiologija i patogeneza: nastaje nakon erozivne lezije rožnice uslijed mikrobne infekcije konjunktivalne vreće, suznih kanala (pogotovo kad dakriocistitisa), ali i uslijed prodora mikroba koji se nalaze na predmetu ranjavanja te uslijed površinskog keratitisa kod kojeg dolazi i do raspada infiltrata te njegovog odvajanja.

JEČMENAC — 514854249 — ogranična akutna gnojna upala ruba vjeđa.

01
02
03
04
05
06
07
08
09
10
11
12
13
14
15
16
17
18
19
20
21
22
23
24
25
26
27
28
29
30
31
32
33
34

POGLAVLJE 25.

BOLESTI ZUBA I USNE ŠUPLJINE — 1488514

ANGULARNI HEILITIS — 518231415 — gnojna upala popraćena nastankom ograničenog žarišta propadanja u tkivima maksilofacijalnog područja.

ALVEOLITIS — 5848188 — Upala stijenki šupljine nakon ekstrakcije zuba

ANKILOZA ČELJUSNOG ZGLOBA — 514852179 — ograničena pokretljivost ili nepokretljivost donje čeljusti.

ARTRITIS ČELJUSNOG ZGLOBA — 548432174 — upalna ili upalno-distrofijska bolest temporomandibularnog zgloba.

LUKSACIJA ČELJUSNOG ZGLOBA — 5484311 — pomak zglobne glave mandibule.

IŠČAŠENJE ZUBA — 485143277 — nasilni pomak zuba s povredom periodonta.

GINGIVITIS — 548432123 — upala gingive

HIPERESTEZIJA ZUBA — 1484312 — Povećana osjetljivost zuba na bol i dodir.

HIPOPLAZIJA CAKLINE — 74854321 — hipoplazija zubne cakline.

GLOSALGIJA (BOLEST JEZIKA) — 514852181 — Sindrom koji se očituje parestezijom i hiperestezijom jezika.

UPALA JEZIKA — 1484542 — kataralna ili gnojna upala tkiva jezika.

ZUBNI KAMENAC — 514852182 — vapnenaste naslage na zubima.

ZUBNI KARIJES — 5148584 — bolest koja se očituje kao progresivno uništenje tvrdog zubnog tkiva.

CISTE NA ČELJUSTI — 514218877 — patološke šupljine s tekućim sadržajem odontogenog porijekla.

KRVARENJE NAKON EKSTRAKCIJE ZUBA — 8144542 — obilno krvarenje iz rane nakon ekstrakcije zuba koje se ne može samostalno zaustaviti.

KSEROSTOMIJA — 5814514 — suhoća usne šupljine.

LEUKOPLAKIJA — 485148151 — kronična upala sluznice koju prati orožnjavanje epitelnog sloja.

OSTEOMIJELITIS ČELJUSTI — 5414214 — zarazni upalni proces koji zahvaća sve elemente čeljusne kosti.

JAKA ZUBOBOLJA — 5182544 — epizode zubobolje koje se javljaju spontano, a često se reflektiraju u predjelu uha ili sljepoočnice te su povezane su s upalom pulpe.

PAPILITIS — 5844522 — upala interdentalne papile gingive.

PARODONTOZA — 58145421 — sustavno oboljenje cijelog sustava parodontalnih tkiva distrofično-upalnog karaktera koje dovodi do uništenja potpornog aparata zuba.

PARODONTITIS — 5182821 — upalna bolest parodontalnih tkiva obilježena progresivnim uništenjem alveolarnog nastavka.

PRIJELOM ZUBA — 814454251 — traumatska povreda integriteta krune i korijena zuba.

PRIJELOMI ČELJUSTI — 5182148 — povreda čeljusne kosti s poremećajem njezine cjelovitosti.

PERIKORONITIS — 5188888 — upala gingivnog omotača koja pokriva zub

PARODONTITIS APIKALNI — 3124601 — upala tkiva oko vrha korijena zuba.

PULPITIS — 1468550 — upala pulpe zuba koja se očituje napadajima boli.

KRONIČNA INFEKCIJA USNE ŠUPLJINE — 514854814 — žarište kroničnih upala u usnoj šupljini ili okolnom tkivu koje uzrokuje preosjetljivost organizma (prvenstveno apikalni i parodontalni upalni procesi).

STOMATITIS — 4814854 — upala sluznice usta.

MAKSILARNI APSCES I CELULITIS — 5148312 — gnojna opća upala potkožnog, submukoznog tkiva i međufascijalnog vezivnog tkiva maksilofacijalne regije.

HEILITIS — 518431482 — upala kutova usana, sluznice i kože usana.

POGLAVLJE 26.

NEPOZNATE BOLESTI I STANJA — 1884321

Kad je riječ o nepoznatim bolestima i stanjima treba imati na umu da se tijelo čovjeka sastoji od sedam elemenata: prvi - glava, drugi - vrat, treći - desna ruka, četvrti - lijeva ruka, peti -trup, šesti - desna noga i sedmi - lijeva noga.

Ako je bolest i stanje nepoznato potrebno je taj proces povezati s jednim ili više razmatranih elemenata

OBNAVLJAJUĆI BROJČANI NIZOVI KOD NEPOZNATE DIJAGNOZE, BOLESTI I STANJA

Razmatrani elementi	Obnavljajući brojčani niz
Glava	1819999
Vrat	18548321
Desna ruka	1854322
Lijeva ruka	4851384
Trup	5185213
Desna noga	4812531
Lijeva noga	485148291

01
02
03
04
05
06
07
08
09
10
11
12
13
14
15
16
17
18
19
20
21
22
23
24
25
26
27
28
29
30
31
32
33
34

POGLAVLJE 27.

VRIJEDNOSTI LABORATORIJSKIH NALAZA - 1489991

Kada su u pitanju laboratorijski nalaz potrebno je usredotočiti se na brojeve postavivši si pritom za cilj normalne vrijednosti svih laboratorijskih parametara. Postizanje normalnih vrijednosti laboratorijskih nalaza kod djece vrši se koncentracijom na iste obnavljajuće brojčane nizove kao i kod odraslih.

Prilikom koncentracije na obnavljajuće brojčane nizove koji su navedeni u tablicama potrebno je uzeti u obzir da svaka tablica predstavlja različite razine percepcije kontrole koju možete postići nad njima. To se može izraziti različitim brojčanim nizovima koji odgovaraju različitim vrijednostima.

Tablica alternativno predstavlja diskretni stupanj Vaše svijesti. Na ovoj razini, obnavljajući brojčani nizovi sadržani u tablicama uzajamno su povezani na način da čine vrijednosti iz naziva tablice. Dakle, osim koncentracije na odabrani obnavljajući brojčani niz, najbolje je da se usredotočite na sve obnavljajuće brojčane nizove određene tablice.

U ovom poglavlju navode se vrijednosti laboratorijskih nalaza za odrasle.

Neke informacije o standardnim vrijednostima pojedinačnih laboratorijskih pokazatelja zamijenjene su podacima koji su dobiveni od autora, a u većini slučajeva su utvrđeni ujednačenom metodom (primjenjuju se uglavnom na europski dio

01 Euroazije). Za područja s ekstremnim klimatskim uvjetima
02 (dalekom sjeveru, sjeveroistoku, jugu), u navedene pokaza-
03 telje treba unijeti izmjene s obzirom na genetske prilagodbe
04 stanovništva na takve uvjete. Svi hematološki pokazatelji
05 odnose se na uzorke sakupljene u 7-8 sati ujutro nakon 12
06 do 14 sati noćnog gladovanja, tako da na njih znatno utječu
07 cirkadijane dnevne oscilacije.

09 Laboratorijski nalazi izraženi su u starom i međunarod-
10 nom sustavu jedinica (SI).

SUSTAV KRVI — 148542139

Tablica 1

Periferna krv — 4181521

Pokazatelji	Obnavljajući brojčani niz	Jedinice	Jedinice SI
1	2	3	4
Hemoglobin	4218543		
muškarci	81432142	1317,5 g%	130-175 g/l (2,02-2,71 mmol/l)
žene	2154321	12-16g%	120-160 g/g (1,86-2,48 mmol/l)
Eritrociti:	518432129		
muškarci	81543212	4,0-5,6 mil ul ml	$4 \cdot 10^{12}$ -5,6 -10^{12}/l
žene	2143215	3,4-5,0 mil u l ml	$3,4 \cdot 10^{12}$ - 5,0 -10^{12}/l
Indeks boje	81432152	0,86-1,1	0,86-1,1
Leukociti: [1]	514854240		
muškarci	514852187	4300-11 300 u 1 ml	$4,3 \cdot 10^9$ -11,3 -10^9l
žene	8231454	3200-10 200 u 1 ml	$3,2 \cdot 10^9$ -10,2 -10^9/l

[1] Broj bijelih krvnih zrnaca mijenja se tijekom dana (maksimalno u večernjim satima), a do povećanja njihovog broja nastaje uslijed mišićnog napora, emocionalnog stresa, uzimanja visokoproteinske hrane, naglih promjena temperature u okolini.

1	2	3	4
Trombocita, broj u 1 ml krvi [2]	5148154	180 000 - 320 000 [2]	180 - 10^9-320 -10^9/ll
Retikulociti	518231418	2-12 %	0,5-1,2%
SOE (brzina sedimentacije eritrocita) [3]	514832101		
muškarci	514254351	1-14 mm/h	
žene	4218321	2-20 mm/h	
Vrijednost hematokrita (volumni udio eritrocita u jedinici pune krvi)	148542118		
muškarci	5421852	40-54 %	
žene	4321852	36-42 %	

[2] Uslijed ekscitacije simpatičko-adrenalinskog sustava i tjelesne aktivnosti dolazi do promjene vrijednosti.

[3] Povećava se kod zdrave trudnoće, nakon cijepljenja, za vrijeme posta i gladovanja.

Tablica 2

Leukocitarna formula — 1489121

Stanice	Obnavljajući brojčani niz	%	Broj stanica u tisućama po 1 mikrolitri krvi	Jedinice SI
Mijelociti	1842142	0	0	
Metamijelociti	1844152	0	0	
Neutrofili:	485148293			
sa štapićastom jezgrom	514832102	1-6	40-300	0,04-0,3 -10^9/l
sa segmentiranom jezgrom	518432128	47-72	2000-5500	2-5,5 -10^9/l
Eozinofili [1]	5482151	0,5-5	20-300	0,02-0,3 -10^9/l
Bazofili	518432120	0-1	0-65	0-0,065 -10^9/l
Limfociti	8514321	19-37	1200-3000	1,2-3 -10^9/l
Monociti	514232191	3-11	90-600	0,09-0,6 -10^9/l

[1] Vrijednosti su najniže u jutarnjim satima, a najviše noću

Eritrociti — 518432127

Eritrociti	Obnavljajući brojčani niz	Jedinice	Jedinice SI
1	2	3	4
Osmotska otpornost eritrocita:	148542145		
minimalna	18543210	0,48 - 0,46 %	
maksimalna	58432142	0,34 - 0,32 %	
u svježoj krvi u prosjeku	5184321	0,20 - 0,40 %	
u inkubiranoj tijekom dana	518543299	0,20 - 0,65 %	
Srednji korpuskularni volumen	5184514	76 - 96 mk [3]	76-96 fl [1]

© Г. П. Грабовой, 1999

1	2	3	4
Prosječni sadržaj Hb. u 1 eritrocitu	5854321	27-33,3 pg	0,42-0,52 fmol/er.
Prosječna koncentracija Hb. u 1 er.	8543154	30-38%	4,65-5,89 mmol/er.
Promjer eritrocita	5142185	5-6,9 mkm - 12,5% er.	
		7,8 mkm - 75% er.	
		8,1-9 mkm - 12,5% er.	

[1] fl — femtolitar (10^{-15})

Trombocitni dijagram — 1845481
(Thrombocytogram) — 1845481

Trombociti:	mladih	18543213	4%
	zrelih	4854514	81%
	starih	514858451	5%
	iritacije	4851451	3%
	degenerativni	514853258	2%

prikaz trombocita radi
oporavka kod navedenih odstupanja
vakuolizirani 514231481 5%

Tablica 3

Morfološka slika sternalnog punktata — 1848432
Stanični elementi — 514321541

Stanični elementi	Obnavljajući brojčani niz	Granice normalne oscilacije u %
1	2	3
Nediferencirani blasti	1845421	0,1-1,1
Mijeloblasti	4851321	0,2-1,7
Neutrofilni:	5142184	
promijelociti	514254355	1,0-4,1
mijelociti	518432125	7,0-12,2
metamijelociti	5182321	8,0-15,0
sa štapićastom jezgrom	514231482	12,8-23,7
sa segmentiranom jezgrom	514832103	13,1-24,1
Svi neutrofilni elementi	5145321	52,7-68,9

© Г. П. Грабовой, 1999

168

1		2	3
Bazofili za sve generacije		9998143	0-0,5
Svi eritrokarioviti		1894321	14,5-26,5
Eritroblasti		1487121	0,2-1,1
Pronormoblasti (pronormociti)		518432123	0,1-1,2
Normoblasti (normociti):		518432124	
	bazofilni	548432125	1,4-4,6
	polikromatofilni	514832108	8,9-16,9
	oksifilni	518432122	0,8-5,6
Monociti		5484314	0,7-3,1
Limfociti		1485321	4,3-13,7
Plazma stanice		518432134	0,1-1,8
Retikulociti		518432137	0,1-1,6
Megakariociti		514832107	0-0,6
Broj mijelokariocita (u tis. u 1 ml)		5143121	41,6-195,2
Broj megakariocita (u tis. u 1 ml)		5999911	20-100
Leukoeritroblastični omjer		148542199	2,1-4,5
Indeks dozrijevanja		5482132	
	eritrokariocita	548451238	0,7-0,9
	neutrofila	514832105	0,5-0,9

Tablica 4

Limfadenogram kod izračuna na 1.000 stanica
— 1891821

Vrsta stanice	Obnavljajući brojčani niz	Granice normalnih oscilacija u %
Limfoblasti	5148213	0,1-0,9
Prolimfociti	518432135	5,3-16,4
Limfociti	5421532	67,8-90,0
Retikulociti	5182134	0-2,6
Plazmociti	5482142	0-5,3
Monociti	548432188	0,2-5,8
Mastociti	543218823	0-0,5
Neutrofilni granulociti	5145421	0-0,5
Eozinofilni	5488121	0-0,3
Bazofilni	5821452	0-0,2

Tablica 5

Splenogram kod izračuna na 1.000 stanica — 1899145

Vrsta stanice	Obnavljajući brojčani niz	Granice normalnih oscilacija u %
Limfoblasti	1854548	0 – 0,2
Prolimfociti	5842214	1 – 10,5
Limfociti	8542145	57 – 84,5
Retikulociti	9999991	0,5 – 1,8
Plazmociti	8887777	0 – 0,3
Eritrokariociti	8914214	0 – 0,2
Mijelociti	514832191	0 – 0,4
Metamijelociti	584321591	0 – 0,1
Neutrofilni granulociti	548132174	1,0 – 7,0
Eozinofilni	5485142	0,2 – 1,5
Bazofilni	3214852	0,1 – 1,0

Tablica 6

Sustav zgrušavanja krvi i fibrinolize — 751483218

Pokazatelj		Obnavljajući brojčani niz	Jedinice
1		2	3
Vrijeme zgrušavanja krvi:		51432141	
	venozne	5851321	5-10 min
	kapilarne	3148514	Poč. -30 c-2 min, kraj -3-5 min
Vrijeme krvarenja		51454328	Najviše 4 min
Tromboelastografija:		514832193	
vrijeme reakcije (R)		548543234	5–7 min
vrijeme koagulacije (K)		5158321	3–5 min
maksimalna amplituda (MA)		5483248	45–55 mm
Vrijeme rekalcifikacije plazme		51485432	60–120 s
Tol. citratne plazme prema heparinu		5488312	10–16 min
	kod 75% ljudi [2]		10–14 min
	kod 90% ljudi [2]		10–16 min
Tolerantnost oksalatne plazme prema heparinu		5488345	7–15 min
Tolerantnost plazme prema protaminsulfatu		5488314	7–9 s

[1] U zagradi – Jedinice SI.
[2] Prema različitim autorima.

1	2	3
Protrombinsko (tromboplastinsko) vrijeme plazme	5488415	Indeks 90-105% ili 12-20 s
Protrombinsko (tromboplastinsko) vrijeme kapilarne krvi	514231499	Indeks 93-107%
Antitrombinska aktivnost	514852191	90-110%
Potrošnja protrombina	8542314	80-100%
Fibrinolitička aktivnost plazme	3148542	3-1 h
Fibrinogen plazme (gravimetrijska metoda)	4851321	200-400 mg % (2-4 g/l)[1]
Fibrinogen plazme (kolorimetrijska metoda)	514832192	250-300 mg % (2,5-3 g/l)[1]
Fibrinogen plazme (po Rutbergu)	5145142	8-13 mg/ml (8-13 g/l)[1]
Fibrinogen V plazme	14814325	Nije određen
Fibrinstabilizirajući faktor (XIII)	485142175	40-50 jed.
Test tromboplastinskog vremena (plazme, trombocita, seruma)	514832194	7-12 s
Koncentracija faktora II (protrombina)	4854451	85-110%
V (proakcelerina)	548132132	85-110%
Koncentracija faktora VIII	54321483	80-100%
X	45481451	60-130%
VII	5485145	65-135%
Produkti degradacije fibrina	1483214	Negativna reakcija
Djelom. aktiv. tromboplastinsko vrijeme	4518231	35-50 s
Topljivi kompleksi fibrina monomera u plazmi	518432132	0,35-0,47 jed.
Adhezivnost trombocita	5481253	25-55%
Vrijeme agregacije tijekom stim. ADP	1483545	75-195s
Vrijeme dezagregacije	5483212	45-175 s

Tablica 7

Proučavanje krvne grupe AB0 pomoću standardnih seruma — 148542117 [1]

Ispitivana krv pripada grupi	Obnavljajući brojčani niz [2]	Rezultat reakcije sa standardnim serumom			
1	2	3	4	5	6
		0αß (1)	Aß (II)	Bα(III)	AB(IV)
0(1)	148542188	-	-	-	-
A(II)	145432171	+	-	+	-
B(III)	1454213	+	+	-	-
AB(IV)	4444888	+	+	+	-

[1] Obnavljajući brojčani niz za bilo koju krvnu grupu.
[2] Obnavljajući brojčani niz za odgovarajuću krvnu grupu

© Г. П. Грабовой, 1999

Tablica 8

Proučavanje krvne grupe AB0 pomoću
standardnih eritrocita — 1834567

Istraživana krv pripada grupi	Obnavljajući brojčani niz	Rezultat reakcije sa standardnim eritrocitima		
		0(I)	A(II)	B(III)
0αß (I)	148542185	-	+	+
Aß (II)	145432182	-	-	+
Bα (III)	1454213	-	+	-
AB (IV)	4444888	-	-	-

MOKRAĆA — 1852155

Fizička svojstva — 85432181

	Obnavljajući brojčani niz	
Dnevna diureza	1821452	800 – 1500 ml [1]
Relativna gustoća u uzorku ujutro	1824351	1020 – 1026 [2]
Maksimalna osmotska koncentracija	5432152	910 mosm/l
Boja	5143212	Slamnato žuta
Prozirnost	3814321	Prozirna

[1] U fiziološkim uvjetima, poliuriju uzrokuju povećani unos pića i neurogeni čimbenici.
[2] Tijekom dana znatno varira.

Tablica 9

Kemijski sastav — 1485218

Pokazatelj	Obnavljajući brojčani niz	Jedinice	Jedinice SI
1	2	3	4
Reakcija	51432181	neutralna ili blago kisela [1]	
Bjelančevine	54321858	Nema, tragovi (25- 70 mlg/24h) [2]	0.025–0.070 g/24h

[1] Alkalna reakcija pojavljuje se kod prehrane bogate povrćem, uzimanja alkalnih napitaka.
[2] Prolazna proteinurija rezultat je mišićnog i fizičkog napora.

1	2	3	4
Šećer	5432841	Nema, tragovi (najviše 0,02%)[3]	
Aceton	543218848	Nema	
Ketonska tijela	5185411	Nema	
Urobilinska tijela	5148218	Nema	
Bilirubin	5145821	Nema [4]	
Amonijak	5421321	0,6-1,3 g/24h	36-78 mmol/24h
Mokraćna kiselina	518888842	270-600 mg/24h	1,62-3,6 mmol/24h
Purinske baze:	9999991		
hipoksantin	1998214	9,7 mg/24h	
ksantin	5148211	6,1 mg/24h	
Ureja	5814321	20-35 g/24h	333,0-582,8 mmol/24h
Kreatinin:	5854321	0,5-2 g/24h	4,4-17,6 mmol/24h
muškarci	814254351	1-2 g/24h	8,8-17,6 mmol/24h
žene	5182843	0,5-1,6 g/24h	4,4-14,08 mmol/24h
Kreatin	518432139	nema	
α-amilaza	5821341	20-160 mg škroba /(h*ml)	20-160 g/(h«l)
Uropepsin	518432179	38-96 mg/24h	
Kalij	5142311		38,4-76,7 mmol/24h
Natrij	5148211	3-6 g/24h	130,5-261,0 mmol/24h
Klor	5148544	120-170 miliekvivalent /l (600 - 740 mg%)	120-170 mmol/ll
Anorganski fosfor	5184322	0,6-1,2 g/24h	0,019-0,038 mmol/24h

[3] Functional Glucosuria appears with emotional stress, over-abundance of sugar in nutrients and increase of adrenalin.
[4] Intake of Antipyrine yields a false positive reaction.

Talog mokraće — 5148211

	Obnavljajući brojčani niz	
Epitelne stanice	8148211	0-3 u vidnom polju
Leukociti:	5188911	
muškarci	5191522	0-2 » » »
žene	543218845	1-2 » » »
Eritrociti	8910101	Pojedinačni u preparatu
Cilindri	5148514	Nema
Sluz	5148512	Nema
Bakterije	514831254	Najviše 50 000 u 1 ml
Anorganski sediment:	514218878	
kod kisele reakcije	8432111	Mokraćna kiselina, urati, oksalati
kod lužnate reakcije	2222543	Amorfni fosfati, urati, amonijak, tripelfosfat

© Г. П. Грабовой, 1999

Metode analize urina		Obnavljajući brojčani niz	Pokazatelji
Metoda prema Kakovskom- Addisu		514218897	
Tijekom dana, u urin se izluči			
	leukocita	1234588	do 2,000,000 (2x10^6/24h)
	eritrocita	5488511	do 1,000,000 (1x10^6/24h)
	cilindra	514548823	do 20,000 (2x10^4/24h)
Metoda prema Nečiporenku.		148851481	
U 1 ml urina:			
	leukocita	5488144	do 4 000
	eritrocita	514548891	do 1 000
	cilindra	1888455	0-1 na 4 komore proračuna
Metoda prema Shterngeymeru - Malbinu.		1454588	
1 ml urina sadrži aktivnih leukocita		1454588	od 0 do 200

Tablica 10

Funkcionalna analiza bubrega — 1485454

Naziv uzorka	Obnavljajući brojčani niz	Metoda	Pokazatelji
Test na razrjeđivanje	1454818	Po Folgardu (opterećenje 1,5 l vode)	više od 50% popijene tekućine izlučuje se nakon 2 sata, a ostatak za 3-4 h. Relativna gustoća smanjuje se na vrijednosti od 1001 do 1003. Količina urina u uzorcima 50-500 ml .
Test na koncentraciju	1451855	Po Folgardu	Količina urina u uzorcima 50-60 ml, relativna gustoća nakon 4-8 h do 1,028-1,035
Test prema Zimnickom	1458815		Dnevni količina mokraće predstavlja 65-75% ispijene tekućine. Dnevna diureza je 2/3 - 3/4 dnevno. Relativna gustoća 1004-1024
Proba prema Rebergu	1458817	Određivanje kreatinina u krvi i mokraći	Glomerularna filtracija 75-125 mg/min. Resorpcija 98,2-98,8%
Test za izlučivanje indigokarmina	5454888	U venu se ubrizgava 20 ml 0,4% otopine indigokarmina	Izlučivanje obojenog urina nakon 5-10 min
Vrijednost tubularne sekrecije	5884555	Uvođenje fenolnog crvenila	Nakon 15 min s urinom se izluči 25% i više boje

© Г. П. Грабовой, 1999

Sadržaj crijeva — 1485458

	Obnavljajući brojčani niz	
Dnevna količina	1823454	100 - 250g
Konzistencija	148543287	Formirana (mekana i čvrsta)
Oblik	148543290	Cilindrični
Boja	512314542	Smeđa
Reakcija	5485451	Neutralna ili blago alkalna
Sluz, krv	518432181	Nema

Mikroskopski pregled stolice — 1854532

	Obnavljajući brojčani niz	
Mišićna vlakna	5421321	Odsutna ili probavljena, nedostaje poprečna iscrtanost
Vezivno tkivo	518432183	Odsutno ili su prisutna pojedina vlakna
Neutralna mast	518432187	Odsutna ili prisutna u maloj količini
Masne kiseline i sapuni	145432191	U maloj količini
Biljna vlakna	518432189	
probavljena	5182321	Pojedina vlakna ili skupina vlakana
neprobavljena	5148345	Prisutna u raznim količinama
Škrob	5821314	Nema
Detrit	5142389	U raznim količinama
Sluz, epitel	8432548	Nema
Leukociti	82143213	Pojedinačno

Kemijski sastav — 5145814 (dnevna količina)

	Obnavljajući brojčani niz	
1	2	3
Dušik	1248510	0,25 - 2 g
Bjelančevine	0100101	nema
Bilirubin	1484545	nema
Voda	1489891	48 - 200 ml
Masnoće	548214583	2,5 - 10 g
Kalij	7148565	7 - 12 miliekvivalent
Kalcij	6414854	400 - 900 mg
Koproporfirin	6651049	200 - 300 mkg
Natrij	5432182	1 - 5 miliekvivalent
Urobilin	148542183	40 - 280 mg

© Г. П. Грабовой, 1999

SLINA — 514821441

	Obnavljajući brojčani niz	
Količina	18754321	1000 - 1500 ml/24h
Relativna gustoća	5843210	1002 - 1008
pH	14542108	6,0 - 7,9

Tablica 11

Kemijski sastav — 14542101

Sastavni dio	Obnavljajući brojčani niz	Sadržaj u mg%	Jedinice SI
Dušik (neproteinski)	1482314	13,0 (37% dušika krvi)	0,28 mmol/l
Amonijak	5891420	2,0-10.0	1,2-6 mkmol/l
Bjelančevine	54854321	200,0-400,0	0,2-0,4 g/l
Kalcij (ukupni)	5451231	4,0-8,0	1-2 mmol/l
Karbonati (SO2)	5142843	20-45 ml/100 ml	
Mokraćna kiselina	5421314	1,5 (40% mokraćna kiselina krvi)	0,088 mmol/l
Ureja	54815425	11,0 (76% uree krvi	1,83 mmol/l
Kalij	9981521	19-23 miliekvivalent /l	19-23 mmol/l
Fosfolipida	5148512	0,005-0,2	0,0016-0,064 mmol/l
Anorganski	5458212	10,0-25,0	3,2-8,08 mmol/l
Kloridi	514852193	30,0-60,0	8,46-16,9 mmol/l
Kolesterol	5821542	2,5-9,0	0,065-0,233 mmol/l

ŽELUČANI SOKOVI — 5148210

	Obnavljajući brojčani niz	
Količina	5482142	2 - 3 l/24h
Relativna gustoća	5210840	1005
pH	1234542	1,6 – 1,8

© Г. П. Грабовой, 1999

Tablica 12

Kemijski sastav — 8912014

Sastavni dio	Obnavljajući brojčani niz	Jedinice	Jedinice SI
Dušik (neproteinski)	814854218	20-48 mg%	14,3-34,4 mmol/l
uree i amonijaka	548214891	7-14 mg%	4,99-9,99 mmol/l
aminokiselina	5124312	2-8 mg%	1,43-5,7 mmol/l
Kloridi	5812543	550 mg%	155,1 mmol/l
Slobodna klorovodična kiselina	1584321	200 mg%	20 mmol/l
mokraćna kiselina	514832198	0,8-2 mg%	47,6-118,9 mkmol/l
Kalij	4821358	21,8-137,7 mg%	5,6-35,3 miliekvivalent /l (mmol/l)
Natrij	4812844	72-435,4 mg%	31,3-189,3 miliekvivalent /l (mmol/l)

Želučani sadržaj natašte — 48142123

	Obnavljajući brojčani niz	
Količina	514854148	5-40 ml
Ukupna kiselost	9998111	najviše 20-30 titracijskih jedinica
Slobodna klorovodična kiselina	518432191	do 15 titracijskih jedinica
Pepsin	5842144	0-21 mg%
Analiza bazalne sekrecije	8142521	
Ukupna količina sadržaja prikupljenih u 4 navrata u roku od 60 minuta nakon izdvajanja dijela uzetog natašte	81454322	50-100 ml
Ukupna kiselost	5424321	40-60 titracijskih jedinica 40-60 miliekvivalent /l (mmol/l) [1]
Slobodna klorovodična kiselina	5142811	20-40 titracijskih jedinica 20-40 miliekvivalent /l (mmol/l1) [1]
Sat izdvajanja klorovodične kiseline	514254481	50-150mg; 1,5-5,5 miliekvivalent (mmol/l) [1]
Sat izdvajanja slobodne klorovodične kiseline	54321482	1-4 miliekvivalent
Sat izdvajanja pepsina	1234567	10-40 mg

[1] Jedinice SI

© Г. П. Грабовой, 1999

Nadraživači želučane sekrecije — 12345717

	Obnavljajući brojčani niz	
parenteralni:	1451891	
histamin klorid supkutano	1248512	0.008 mg/kg
histamin difosfat	1248542	0.01 mg/kg

Efekt izlučivanja javlja se unutar 7-10 minuta, maksimalno nakon 45-60 minuta, a traje 1-1,5 sata te se postupno smanjuje.
Maksimalna stimulacije prema Kayu:
    histamin diklorid 0,024 mg/kg — 1248542 (brojčana koncentracija)
    histamin fosfat 0,04 mg/kg — 1248542 (brojčana koncentracija)
    30 min prije histamina unijeti antihistaminike (2 ml 2% otopine suprastina).
    Inzulin (12 ED potkožno, 0,15-0,20 ED na 1 kg mase tijela, u venu)

Enteralni nadraživači:
    7-10% juha od suhog kupusa 200 ml (prema Petrovoj i Rissu, ujednačeno)
    0,2 g kofeina na 400 ml vode (prema Kachu i Kaljku)
    300 ml mesne juhe s 300 g mesa i 1 l vode (prema Zimnickom)
    200 ml soka od kupusa (prema Leporskom)
    15 ml 96% alkohola i 285 ml vode (prema Ermanu)

Tablica 13

Analiza stimulirane sekrecije — 148542173

Pokazatelj	Obn. brojčani niz	Nadraživač	
		sok od kupusa, juha	histamin
Satni volumen soka, ml	1111211	50 – 110	100 - 150
Ukupna kiselost, titracijske jedinice	1485412	40 – 60	80 - 100
Slobodna klorovodična kiselina, titracijske jedinice	148542177	20 – 40	65 - 85
Sat izdvajanja klorovodične kiseline miliekvivalent	1851421	1.5 – 6	8 - 14
Sat izdvajanja slobodne klorovodične kiseline, miliekvivalent	1848521	1.0 – 4.5	6,5 - 12
Sat izdvajanja pepsina, mg	1821512	20 – 40	50 - 90

Mikroskopija sadržaja želuca — 1891512		
Obnavljajući brojčani niz		
1	2	3
Škrobno zrno	1894512	Utvrđena
Mišićna vlakna	1111110	Nema

© Г. П. Грабовой, 1999

1	2	3
Masnoća	0124895	Nema
Biljne stanice	5814321	Nema
Epitel	548543281	malo
Eritrociti	514854251	Nema
Leukociti	518432199	Mali broj modificiranih
Kvasac	514854258	Pojedinačne gljivice
Sarcini	5145182	Nema
Bakterije mliječne kiseline	518432197	Nema

ŽUČ — 514852188
Dnevna količina 500-1000 ml 8219931

Tablica 14

Sastav žuči (g/l) — 1548212

Sastavni dio	Obnavljajući brojčani niz	Žuč u jetrima	Žuč u žučnom mjehuru
Dušik	8145214	0,8	4,9
Kolin	518432198	0,4-0,9	5,5
Žučna kiselina	1454815	7-14	115
Lecitin	5121314	1,0-5,8	35
Kolesterol	5148212	0,8-2,1	4,3
Bjelančevina	514821447	1,4-2,7	4,5
Bilirubin	5182514	0,3-0,6	1,4
α-amilaza	1454521	6-16g škrob/(ml*h)	1,67- 4,45 mg/(l-s)
Tripsin	514854261	50-500 mkmol/(ml*min)	

Analiza sadržaja dvanaesnika — 215184321

	Obnavljajući brojčani niz	
Količina	1245212	20-35 ml (10 ml za 10 min)
Boja	5124321	Zlatno-žuta
Prozirnost	5124512	prozračna
Relativna gustoća	1891701	1007 - 1015
Reakcija	5172456	blago alkalna

Stimulacija lučenja žući — 1284521

Tablica 15

Pokazatelj	Obnavljajući brojčani niz	Žuč	Žuč
		žučnog mjehura	jetrenih kanala
Količina, ml	1285514	20-50	30
Boja	5124851	Tamno smeđa (maslinasta)	zlatno-žuta
Prozirnost	1821532	prozirna	prozirna
Relativna gustoća	89143214	1016 - 1032	1007 - 1010
Reakcija	8432151	Alkalna	Alkalna
Bilirubin, mg%	5124814	15-45	18
		(SI — 256,5-769,7 μmol/l)	(SI — 307,8 μmol/l)

Tablica 16

Mikroskopska analiza porcije žuči — 1485451

Pokazatelj	Obnavljajući brojčani niz	Porcija		
		I	II	III
Epitel	5184512	malo	pojedinačne stanice	
Leukociti u vidnom polju	235184321	2–4	5–10	2–4
Sluz	148542175	Sadržano u različitim količinama		
Kristali kolesterola i kalcijevog bilirubinata	1485142	–	Pojedinačni	–

Tablica 17

Cerebrospinalni likvor — 1489100

Pokazatelj	Obnavljajući brojčani niz	Jedinice	Jedinice SI
1	2	3	4
Količina	1891421	100-150 ml	
Relativna gustoća	5451422	1006-1008	

© Г. П. Грабовой, 1999

1	2	3	4
Pritisak	52143213	150-200 mm u ležećem položaju	
	5214321	300-400 mm u sjedećem položaju	
Boja	1222227	Bezbojna, povremeno žućkasta, sivkasta	
Citoza u 1 ml:	1845451		
ventrikularna tekućina	5814212	0-1	
cisternalna tekućina	5814321	0-1	
lumbalna tekućina	5812432	2-3	
pH	514821453	7,35-7,80	
Ukupne bjelančevine:	775184321	15-45 mg%	0,15-0,45 g/l
lumbalna tekućina	5148512	22-33 mg%	0,22-0,33 g/l
cisternalna	5821531	10-22 mg%	0,10-0,22 g/l
ventrikularna	5482999	12-20 mg%	0,12-0,20 g/l
Glukoza	5891488	50-70 mg%	2,78-3,89 mmol/l
Ioni klora	8142835	425-460 mg%	120-130 miliekvivalent /l (mmol/ll)

BIOKEMIJA KRVI — 514832189

Tablica 18

Proteini i proteinske frakcije — 185843218

Pokazatelj	Obnavljajući brojčani niz	Jedinice	Jedinice SI
Ukupni serum proteina krvi	1814542	6.5–8.5 g%	65-85 g/l
Albumini	815184321	4–5 g%	40-50 g/l
Globulini	5182321	2–3 g%	20-30 g/l
Fibrinogen	58432149	0.2–0.4 g%	2-4 g/l

Tablica 19

Proteinske frakcije1 (elektroforeza na papiru) — 148542138

Pokazatelj	Obnavljajući brojčani niz	A. A. Pokrovski (1969.),u %	F. I. Komarov i dr. (1982.), u %	V. G. Kolb i dr. (1976.) (p= 100)		
				u %	g %	SI - g/l
Albumini	4821512	56,6 - 66,8	51 - 61,5	61,5 ± 0,7	4,97 ± 0,07	49,7 ± 0,7
Globulini	5814321					
α₁	5121451	3 - 5,6	3,6 - 5,6	5,5 ± 0,21	0,45 ± 0,02	4,5 ± 0,2
α₂	8910104	6,9 - 10,5	5,1 - 8,3	6,7 ± 0,20	0,56 ± 0,02	5,6 ± 0,2
ß	1482182	7,3 - 12,5	9 - 13	9,2 ± 0,24	0,76 ± 0.02	7,6 ± 0,2
y	1424214	12,8 - 19	15 - 22	16,8 ± 0,34	1,39 ± 0,03	13,9 ± 0,3

[1] U krvi se nalazi 100 različitih proteinskih komponenti: pomoću elektroforeze na papiru izdvaja se 5 frakcija, u gelu agara 7 - 8, u škrobnom gelu 16 - 18, metodom imunoelektroforeze oko 30 frakcija.

Disproteinemijski testovi — 1421514

	Obnavljajući brojčani niz	
Proba Veltmana	1821521	0,4-0,5 ml otopine Ca (5-7 epruveta)
Proba Sulemova	1421542	1,6-2,2 ml živinog diklorida
Proba Timolova	5148512	0-4 jed.

Tablica 20

Preostali dušik i njegove komponente — 91854321

Pokazatelj	Obnavljajući brojčani niz	Sadržaj		% dušika od uk. preostalog dušika
		в mg/100 ml	Jedinice SI	
		U serumu krvi		
1	2	3	4	5
Preostali dušik	5148212	20–40	7,06-14,1 mmol/l	100
Urea	5432180	20–40	3,3-6,6 mmol/l	50 (46 – 60)

© Г. П. Грабовой, 1999

1	2	3	4	5
Dušik aminokiselina	148542161	2,0-4,3	1,43-3,07 mmol/l	25
Mokraćna kiselina	815518432	2-6,4	0,12-0,38 mmol/l	4
Kreatin:	885184321			
muškarci	295184321	0,2-0,7	13-53 mmol/l	5
žene	5432148	0,4-0,9	27-71 mmol/l	2,5
Kreatinin:	5148211			
muškarci	5184321	1-2	0,088-0,177 mmol/l	
žene	5182144	0,5-1,6	0,044-0,141 mmol/l	
Amonijak	489152141	0,03-0,06	21,4-42,8	
Prestale neproteinske supstance	1482155			13
(polipeptidi, nukleotidi i dr.)	5148514			
Ksanoproteinska reakcija	54321488	20 jed.		
Kreatin: pune krvi	5148215	3-4 mg %	229-305 mkmol/l	
plazme	1485425	1-1,5 mg %	76,3-114,5 mkmol/l	
Dušik iz ureje krvi (ureja: 2,14)	5142182	9-14 mg	3,18- 4,94 % mmol/l	

Tablica 21

Sadržaj najvažnijih aminokiselina u plazmi — 1824542

Aminokiselina	Obnavljajući brojčani niz	Sadržaj		Aminokiselina	Sadržaj	
		mg %	mkmol/l		mg %	mkmol/l
Glikokol	5121542	2,8 - 3,0		Arginin	1,6 - 3,0	91,8 - 172,2
Alanin	5482142	3,2 - 5,6	359,0 - 628,3	Lizin	2,1 - 5,3	143,9 - 363,1
Metionin	5481214	0,3 - 0,5	20,1 - 33,6	Glutaminska kiselina	0,8 - 1,1	54,4 - 74,8
Valin	518254442	2,2 - 3,2	188,1 - 273,6	Glutamin	7,5 - 8,3	513,8 - 568,6
Leucin	5185148	1,7 - 3,3	129,7 - 251,8	Prolin	2,6	222,2
Izoleucin	5152142	1,6 - 2,0	121,1 - 152,6	Serin	1,16	110,4
Tirozin	5482142	1,4 - 1,5	77,3 - 82,8	Treonin	1,9 - 2,1	159,6 - 176,4
Fenilalanin	1854212	1,4 - 1,9	84,7 - 114,9	Histidin	1,7 - 2,1	109,7 - 135,5
Triptofan	1854511	1,0	49,0	Cistein	2,0 - 3,0	166,6 - 249,9

© Г. П. Грабовой, 1999

Tablica 22

Lipidne komponente krvne plazme — 1845489

Lipidne frakcije	Obnavljajući brojčani niz	Sadržaj	
		Jedinice	Jedinice SI
Ukupni lipidi [1]	1454525	350-800 mg %	4,6-10,4 mmol/l
Fosfolipidi	5154812	150-380 mg %	1,95-4,9 mmol/l
Lipidni fosfor	1852312	6,1-14,5 mg %	1,97-4,68 mmol/l
Neutralne masti	1485214	0-200 mg%	
Trigliceridi (serum krvi) [2]	18543215	50-150 mg%	0,565-1,695 mmol/l
Neesterificirane masne kiseline	145454577	20-50 mg%	0,71-1,75 mmol/l
Slobodne masne kiseline	8912542	0,3-0,8 miliekvivalent /l	0,3-0,8 mkmol/l
Ukupni kolesterol [2]	1482121	120-250 mg %	3,11-6,48 mmol/l
Slobodni kolesterol	1482541	40 - 90 mg% (30 - 40% ukupnog)	1,04-2,33 mmol/l
Esteri kolesterola	1248542	90 - 135 mg% (60 - 70% ukupnog)	2,33-3,49 mmol/l
α-Lipoproteini (25-30%) (lipoproteini velike gustoće)	1454214	220 mg%	2,2 g/l
muškarci	5482142	125-425 mg%	1,25-4,25 g/l
žene	542143221	250-650 mg%	2,5-6,5 g/l
	174845421	3 00-450 mg %	3-4,5 g/l
ß-Lipoproteini (65-75%) Lipoproteini niske gustoće)		35-55 jed. optičke gustoće (turbidimetrijska metoda)	

[1] Krv za analizu uzima se strogo natašte
[2] Vrijednost ovisi o dobi.

Tablica 23

Ukupni kolesterol prema dobi — 1482152

Starost u godinama	Obnavljajući brojčani niz	Sadržaj [Keys et al., 1950.]		Starost u godinama	Sadržaj [Keys et al., 1967.]	
		mg %	mmol/l		mg %	mmol/l
1	2	3	4	5	6	7
20	1482142	101–189	2,6-4,9	0-19	120-230	3,1-5,9
30	1821251	108–218	2,8-5,7	21-29	120-240	3,1-6,2

© Г. П. Грабовой, 1999

1	2	3	4	5	6	7
40	543218891	128–237	3,3-6,2	30-39	140-270	3,6-7,02
50	1489100	145–270	3,8-7,02	40-49	150-310	3,9-8,06
60	0018914	165–258	4,3-6,7	50-59	160-330	4,2-8,9
70	0010101	129–246	3,4-6,4			

Tablica 24

Sastav i neka svojstva lipoproteina seruma — 1482142

Sastav	Obnavljajući brojčani niz	Tip lipoproteina			Hilomikroni
		HDL	lipoprotein niske gustoće	lipoprotein niske gustoće	
Relativna gustoća	5481214	1063 - 1210	1010 - 1063	1010 - 930	930
Molekularna masa	5182142	180 - 380	2 200 000	3 - 128	-
Ukupno bjelančevina (%)	5182414	50 - 57	21 - 2 2	5 - 12	2
lipida(%)	5482121	43 - 50	78 - 79	88 - 95	98
Slobodni kolesterol (%)	5121489	2 - 3	8 - 10	3 - 5	2
Esterificirani kolesterol (%)	1842514	19 - 29	36 - 37	10 - 13	4 - 5
Fosfolipidi (%)	514854272	22 - 24	20 - 22	13 - 20	4 - 7
Kolesterol (ukupni)	51245422				
Fosfolipidi, %	5148542	1,0	2,3	0,9	1,1
Urigliceridi, %	5148212	4 - 8	11 - 12	50 - 60	84 - 87

Tablica 25

Komponente metabolizma ugljikohidrata u krvi — 514214891

Pokazatelj	Obnavljajući brojčani niz	Jedinice	Jedinice SI
1	2	3	4
Glikogen krvi	785184321	12–21 mg%	
Šećer krvi:	1485451		
metoda Hagedom-Yensena [1]			

[1] Metoda je nespecifična, osim glukoze utvrđuju se i druge obnavljajuće (reducirajuće) tvari: glutation, kreatinin, mokraćna kiselina, askorbinska kiselina, glukuronska kiselina, itd.

1	2	3	4
puna krv	1234681	80-120 mg %, od toga:	4,44-6,66 mmol/l
		15–30 mg% reducirajuće tvari	
		55–90 mg% glukoza	3,05-5,27 mmol/l
ortotoluidna metoda [2]:	148542163		
puna krv	1485418	60–100 mg%	3,33-5,55 mmol/l
plazma	548214547	60–110 mg%	3,33-6,1 mmol/l
Glukozooksidazna metoda [3]:	5451481	56–94 mg%	
glukoza pune krvi	5184512	56–94 mg%	3,10-5,21 mmol/l
plazme i seruma	5148512	55–100 mg%	3,05-5,55 mmol/l
Fruktoza	5182142	0.1–0.5 mg%	0,56-2,77 mmol/l
Galaktoza seruma	1821421	2–17 mg%	0,11-0,94 mmol/l
Mliječna kiselina	5421431	9–16 mg%	0,99-1,78 mmol/l
Pirogrožđana kiselina	5481214	0.4–0.8 mg%	45,6-91,2 μmol/l
Aceton	5142182	none	
ß- hidroksibutanska kiselina	1821451	2.5–6 mg%	0,43-1,033 mmol/l

[2] Nije u potpunosti specifična jer, osim glukoze, s ortotoluidinom reagiraju i galaktoza, ksiloza, dekstrani, heksoze, pentoze, disaharidi, glukuronske kiseline. Postoji visoka razina hemoglobina, bilirubina, proteina.
[3] Najspecifičniji način, ali 3 dana ranije potrebno je prestati uzimati askorbinsku kiselinu i antibiotike tetraciklinskog niza.

Tablica 26

Proteini s udjelom ugljikohidrata i njihove komponente u krvi — 5148512

Pokazatelj	Obnavljajući brojčani niz	Jedinice	Jedinice SI
Glikoproteini	5184542	120–160 mg%	1,2 1,6 g/l
Heksoze seruma, povezane s bjelančevinama	1482154	105–115 mg%	1,05 1,65 g/l
Seromukoid:	5121481		
prema sadržaju u njemu heksoza	1425128	22 28 mg %	0,22 0,28 g/l
turbidimetrijska metoda	4812523	0,13 0,20 jed. optička gustoća	
Sijalinska kiselina	5142821	135 200 uvjetnih jedinica, 62 73 mg % N-acetilneuraminska kiselina	2,0 3,36 mmol/l
Pokazatelji metabolizma pigmenta u krvi — 548132177			
Ukupni bilirubin	5414218	0,65 (0,5 1,2) mg %	111,12 (8,6 20,5) mkmol/l
povezani	5128143	0,15 mg %	2,57 mkmol/l
slobodni	52143218	0,50 mg % (75% od ukupnog)	8,6 mkmol/l

© Г. П. Грабовой, 1999

Tablica 27

Pokazatelji mineralnih tvari u krvi — 518431181

Pokazatelj	Obnavljajući brojčani niz	Jedinice	Jedinice SI
Kalcij u serumu	1485321	9 12 mg % (4,5 6 miliekvivalent /l)	2,25 - 3,0 mmol/l
Magnezij u serumu	514831298	1,7 2,4 mg % (1,5 2,0 miliekvivalent /l)	0,70 - 0,99 mmol/l
Ioni klora u serumu	1482182	340 390 mg% (95 110 miliekvivalent /l)	95,9 - 109,9 mmol/l
Anorganski fosfor u serumu	1482152	2 4 mg % (1,2 2,3 miliekvivalent /l)	0,65 - 1,30 mmol/l
Željezo u serumu	1481521	70 170 mg %	12,5 - 30,4 μmol/l
Slobodni transferin	18543216	0,150 0,230 mg %	0,0015 - 0,0023 g/l
Ukupni transferin	1821542	0,300 0,400 mg %	0,0030 - 0,0040 g/l
Bakar u serumu	1481214	70 140 mg %	11,02 - 22,04 μmol/l
Halkoforni protein	1482182	27 ± 1,44 mg %	0,27 ± 0,014 g/l
Kalij u plazmi	1421542	13,6 20,8 mg % (3,48 5,3 miliekvivalent /l)	3,48 - 5,3 mmol/ll
Eritrociti	5124821	305 374 mg % (77,8 95,7 miliekvivalent /l)	77,8 - 95,7 mmol/ll
Natrij u plazmi	1421542	300 360 mg% (130,5 156,6 miliekvivalent /l)	130,5 - 156,6 mmol/ll
Eritrociti	1482121	31 50 mg % (13,48 21,75 miliekvivalent /l)	13,48 - 21,75 mmol/ll
Litij	514821458	0,35 1,4 mg % (0,5 2 miliekvivalent /l)	0,5 - 2 μmol/l

Tablica 28

Pokazatelji acidobaznog statusa u krvi — 1454821

Pokazatelj	Obnavljajući brojčani niz	Jedinice SI
1	2	3
Koncentracija vodikovih iona (pH):	1897012	
muškarci	0014248	7,36 - 7,42
žene	0148000	7,37 - 7,42

1	2	3
Parcijalni tlak SO^2 (PCO^2):	5182421	
muškarci	5128314	35,8-46,6 mm Hg
žene	2185432	32,5-43,7 mm Hg
Pufer baza (BB)	514821461	44,9-51,9 miliekvivalent /l krvi
Višak baze (BE):	1482185	
muškarci	5148218	2,4-2,3 miliekvivalent /l krvi
žene	2100011	3,3-1,2 miliekvivalent /l krvi
Standardni bikarbonat (SB)	1845421	18,8-24,0 miliekvivalent /l plazme
Pravi bikarbonat (AB)	555184321	21,3-24,8 miliekvivalent /l plazme
Ukupni SO^2	3148222	21-26 miliekvivalent /l plazme

Aktivnosti enzima u krvi — 1482542

Pokazatelj	Obnavljajući brojčani niz	Jedinice	Jedinice SI
1	2	3	4
α-amilaza seruma krvi	148542114	12-32 mg škroba/(mg*h)	12-32 g/(h/l)
Aspartat aminotransferaza	148582114	8-40 jed.	0,1-0,45 mmol/(h*l)
Alanin aminotransferaza	1824821	5-30 jed.	0,1-0,68 mmol/(h*l)
Laktat dehidrogenaza ukupna	1482542	0,8-4,0 um piruvata/(ml*h)	0,8-4,0 mmol/(h*l)
Laktat dehidrogenaza stabilne ureje	5481212	25-36% ukupno	
Kolinesteraza	1821541	160-340 um octene kiseline/ (ml*h)	160-340 mmol/(h*l)
y-glutamil trans-peptidaza	1482542		0,6-3,96 mmol/(h*ll)
Lipaza	5821321	0.28 ME/l	
Alkalna fosfataza - ukupna	1481212	1-3 mikromola paranitrofenola /(ml*h)	1,0-3,0 mmol/(h*ll)
Alkalna fosfataza - ukupna		0,5-1,3 mikromola anorganskog fosfora /(ml*h)	
ALP izoenzimi	1215421	do 20% ukupnog	
Kisela fosfataza - ukupna	1248212	0,025-0,12 mikromola anorganskog fosfora /(ml*ч)	
Tripsin	148542187	1-4 mikromola /(ml*min)	60-240 mikromola / (ml*h)
Fruktoza-1 - fosfataldolaza	1821512	0-1 jed.	
Fruktoza -1,6- fosfataldolaza	1482543	3-8 jed.	
Sorbitol dehidrogenaza	1421821	0-0,02 mikromola /(ml*h)	

© Г. П. Грабовой, 1999

1	2	3	4
Glukoza-6- fosfat dehidrogenaza eritrocita	148542152	Negativna	
Creatine phosphokinase (CK, CKP)	1851421	10–110 ME	0.60–66 mmol
inorganic phosphorus (h*L)	5148212		
Isoenzyme – CKP:	5148212		
BB	5182411	nema	
MB	5843212	4–6% ukupnog	
MM	4821542	94–96% ukupnog	

Neki imunološki pokazatelji u krvi — 148542153

	Obnavljajući brojčani niz	
Antigialuronidaza	4812153	do 300 jed. (AE HyS)
Antistreptolizin -O	1454512	250 jed.
Reakcija prema Vaaleriju - Rosiju	1482125	Prisutnost aglutinacije do titra 1:20
Lizozim u serumu	1821542	8—12 mkg/ml
Properdin u serumu	1821543	20—80 jed. hemolitičkih
Komplement u serumu	1854521	20—50 jed. hemolitičkih [1]
Reumatoidni faktor	1821521	Prisutnost aglutinacije do titra 1:20
α- fetoprotein	5821432	Negativni
C-reaktivni protein (CRP)	5182421	Negativni
Antitijela leukocita	5148123	Nema
DNA	1482482	Nema
Antigeni raka	481854224	Nema

[1] Kod žena je 10% manji nego kod muškaraca, a tijekom trudnoće se smanji za 30%.

Tablica 29

Sadržaj imunoglobulina u serumu — 1481521

	Obnavljajući brojčani niz	Tip imunoglobulina					
		M		G		A	
		mg%	g/l	mg%	g/l	mg%	g/l
Muškarci	5821451	55–141	0,55–1,41	664-1400	6,64-14,0	103-404	1,03-4,04
Žene	3215214	37–195	0,37–1,95	587-1630	5,87-16,3	54-343	0,54-3,43

Tablica 30

Sadržaj T- i B-limfocita u krvi — 1482123

Stanice	Obnavljajući brojčani niz	%	Apsolutni broj u 1 ml krvi
T-Limfociti	5814321	74,08 ± 0,96	1 549,58 ± 69,35
B-Limfociti	1458512	21,5 ± 0,85	432,88 ± 27,5

POKAZATELJI DJELOVANJA SUSTAVA NEUROENDOKRINE REGULACIJE, [1],[2] — 518432121

Tablica 31

Hipofizno- nadbubrežni sustav — 514831299
Sadržaj hormona u krvi — 5148212

Hormoni	Obnavljajući brojčani niz	Content in the Blood		Metoda
		Jedinice	Jedinice SI	
Adrenokortikotropin (ACTH)	148542191	75–150 pg/ml	16,4-32,8 nmol/l	Radioimunološka (RIA)
17-hidroksikortikosteroidi plazme	1482542	10-25 mkg/100 ml	280–700 nmol/l	kolorimetrijska
11-hidroksikortikosteroidi:	1854512			
sumarni [2]	5184999	14–23 μg/100ml	280–700 nmol/l	Fluorometrijska
slobodni [3]	5199421	5–10% od sumarnih		Isto
Kortizol	5851422	5-23 mkg/100 ml	140–640 nmol/l	Radioimunološka
(hidrokortizon)	5185142	58 ± 5,8 ng/ml	160,1 ± 16 nmol/l	Isto

[1] U starijoj se dobi sadržaj hormona u krvi smanjuje
[2] Razlike u pokazateljima jednog te istog hormona u krvi prema imunim i saturacijskim metodama ovisi o primjeni povezivih bjelančevina.
[3] Tijekom trudnoće povećavaju se skoro dvostruko.

© Г. П. Грабовой, 1999

Tablica 32

Sadržaj hormona i njihovih metabolita u mokraći — 5182321

Tvar	Obnavljajući brojčani niz	24-hr Specimen Units	24-hr Specimen SI-Units	Method
17-Ketosteroidi	5148512			
žene	5148212	6,4-18,0 mg/s	22,2-62,6 mikromola /s	Kolorimetrijski
muškarci	9999991	6,6-23,4 mg/s	22,9-81,3 mikromola /s	
17- hidroksikortikosteroidi:	1821000			
sumarni	0018542	1,5-7,4 mg/s	4,1-13,7 mikromola /s	Isto
slobodni	4821322	do 7% od sumarnih		
Kortizol (hidrokortizon)	1454542	10-100 μg/s	27,6-276 nmola/s	Radioimunološki

Tablica 33

Hipofizno-gonadni sustav — 1821454

Hormoni	Obnavljajući brojčani niz	Muškarci	Žene faza ciklusa [1] I	Žene faza ciklusa [1] II	Žene faza ciklusa [1] III	Trudnoća	Meno pauza
U plazmi krvi (RIA)	5148512						
Lutenizirajući hormon (LH) IU/ml	514852199	6–23	5–30	75–150	3–40		3–200
Folikularni IU / ml	5485154	4–25		4–30			4–25
Laktogenički (prolaktin), ng / ml (Mkg / l)	1458215	<20	<23	5–40		<400	
Testosteron, ng/100 ml	5145421	572		37		114	
Progesteron, ng/ml	51421541	0,12-0,30	0,02-0,9	6–30		80–200	
Estrogen sumarni, pg / ml	52143219	40–115	61–394	122–437	156–350	700–31000	
Estriol ukupni, ng / ml	5184214	<2	<2			30–350	<10
Dehidroepiandrosteron (DHEA), ng / ml	1821542	1,7-4,2	2,0	5,2	7,18	0,5-43	
U mokraći	5182132						
Estrogen sumarni (RIA), mkg/s	5214321	5–25	5–25	28–100	22–80	do 45,000	
DHEA , mg/s	514821465	0–4		0–12	0–4.2		

Tablica 34

Renin-aldosteronski sustav — 1482152

Pokazatelj	Obnavljajući brojčani niz	Jedinice	Jedinice SI
Renin activity, plasma:	1482154		
supine position	1821321	1,6± 1,5 mg / (L * h)	
upright position	5432151	4,5 ± 2,9 mg / (L * h)	
Aldosterone, plasma:	1482159		
supine position	9149999	3-10 ng/100 ml	0,08-0,28 pmol/l
upright position	9114801	5-30 ng/100 ml	0,14-0,83 pmol/l
Aldosterone in Urine (acid-labile conjugate)	1482185	3-15 mg/s	0,083-0,42 nmol/s

Tablica 35

Hormoni štitnjače — 81432157

Pokazatelj	Obnavljajući brojčani niz	Jedinice	Jedinice SI
Plazma	**4814825**		
Tiroksin ukupni: Odrasli Novorođenčad	5481214	5-10 mkg/100 ml 11, 5-24 µg/100 ml	65-129pmol/L 148-310pmol/L
Tiroksin slobodni	1484545	0,02- 0,04% ukupnog	
trijodtironin slobodni	5481545	230-660 pg/100 ml	3,54-10,2 pmol/l
tireotropni hormon	4854515	2-3,7 µED/ml	2-3,7 mME/l
Protein-jod	1845421	3-7 µg/100 ml	0,24-0,55 mmol / L

Tablica 36

Biogeni amini — 4148214

Pokazatelj	Obnavljajući brojčani niz	Jedinice	Jedinice SI
1	2	3	4
kateholamini urina: adrenalin	148542192 1854215	17,5 ± 1,6 µg/s (0,5 34,5 µg /s)	32,5 ± 2,2 nmol/s (2,7 188,4 nmol/s)
noradrenalin	8214854	36,4 ± 6,6 µg /s (0 81,4 µg /s)	76,6 ± 6,3 nmol/s (0 481,1 nmol/s)
dofamin	5821545	194,0 ± 16,0 µg /s (18,5 370,0 µg /s)	487,0 ± 36,9 nmol/s (121,4 2425 nmol/s)

1	2	3	4
vanilmandelična kiselina (VMA)	514821478	0—7,5 mg/s (2,9 ± 0,3 mg/s)	0—37,0 mikromol/s (14,3 ± 1,5 mikromol /s)
homovanilinska kiselina	5148215	2,9 ± 0,2 mg/s (0,5—4,6 mg/s)	16,1 ± 0,8 mikromol /s (7,1—25,1 mikromol /s)
5- Hidroksi indoloctena kiselina (5-OIUK)	1854212	2—3,9 mg/s	10,7—20,5 mikromol /s
Serotonin krvi	5148123	0,1—0,3 µg /ml	340—1100 nmol/l
Histamin	514854291	0,02—0,07 µg /ml	539—899 nmol/l

Tablica 37

OSTALI HORMONI — 518214831

Pokazatelj	Obnavljajući brojčani niz	Jedinice	Jedinice SI
Somatotropni hormon	514821479		
muškarci	54321487	0,025-0,5 mg/ml	0,025-0,5 µg /l
žene	5185214	0,081-3,36 mg/ml	0,081-3,36 µg /l
Inzulin krvi	5845421	5-20 medicin./l	36-143 pmol/ll
Gastrin	9990185	20-90 ng/ml	20-90 µg /l
Glukagon u krvi gušterače	5482157	30-120 ng/ml	30-120 ng/l
C-peptid krvi	45481422	1,0-4,5 ng/ml	1-4,5 µg /l

PRILOG 1

KONCENTRACIJA NA
OSMEROZNAMENKASTE BROJEVE

Dijagnoza	koncentracijski niz	str. (redak)
Adenom prostate — 51432144		136(13)
Adrenogenitalni sindrom — 45143213		97(09)
Alergijske upale pluća — 51843215		98(01)
Alergijski laringitis — 58143214		97(22)
Respiratorne alergije — 45143212		97(14)
Aneurizma — 48543218		45(09), 136(20)
Anemija — 48543212		73(13), 98(17)
Distocija — 14891543		109(09)
Upala slijepog crijeva — 54321484		136(30)
Ateroskleroza — 54321898		45(31)
Bolest mačjeg ogreba — 48145421		85(22)
Bartolinitis — 58143215		113(05)
Bauhinitis — 58432148		58(09)
Bronhalna astma — 58145428		98(34)
Bronhiolitis — 89143215		54(17)
Burzitis — 75184321		148(10)
Varikokela — 81432151		137(09)
Adrenogenitalni sindrom — 89143212		78(17)
Luksacija leće — 25184321		155(33)
Galaktozemija — 48125421		99(13)
Gangrena plinska — 45143218		137(20)
Hemoragijska dijateza zbog poremećaja krvnih žila — 54815438		75(04)
Leukemije/limfomi izvan koštane srži — 54321451		74(24)

Hemoroidi — 58143219	137(33)
Akutni hepatitis — 58432141	59(23)
Hepato- cerebralna degeneracija — 48143212	118(01)
Hidrocefalus — 81432143	117(33)
Himenolepiaza — 54812548	86(29)
Funkcionalna hiperbilirubinemija — 84514851	60(29), 63(12)
Hiperinzulinizam — 48454322	78(21)
Portalna hipertenzija — 45143211	99(33)
Hipogonadizam — 48143121	79(01)
Hipoplazija cakline — 74854321	160(34)
Poglavlje 16. Dječje bolesti — 18543218	97(07)
Poglavlje 21. Kožne i spolne bolesti — 18584321	130(07)
Poglavlje 22. Kirurške bolesti — 18574321	136(07)
Poglavlje 3. Sepsa — 58143212	43(07)
Hernija — 95184321	138(07)
Dakriocistitis — 45184321	156(19)
Divertikuli — 48543217	138(15)
Bilijarna diskinezija — 58432144	62(07)
Intestinalna diskinezija — 54321893	62(11)
Katar tube auditive — 18554321	151(04)
Smanjeno lučenje mlijeka — 48123147	110(07)
Bolesti povezane s izloženošću biološkim čimbenicima — 81432184	82(25)
Strana tijela — 54321545	151(11)
Strana tijela u jednjaku — 14854321	139(12)
Plućni infarkt — 89143211	54(28)
Cushingova bolest — 54321458	80(05)
Candida (kandidijaza, gljivična infekcija) — 54842148	63(23)
Katatona stanja — 51843214	125(13)
Kefalhematom — 48543214	107(22)
Ciste jajnika — 58432143	113(34)
Ulcerozni kolitis — 48143211	140(01)
Krauroza — 58143218	114(06)
Krvarenje iz nosa — 65184321	151(19)

Crohnova bolest — 94854321	140(34)
Pterigij (vanjska mrena) — 18543212	157(08)
Labirintitis — 48154219	151(23)
Leukemoidne reakcije — 5814321	75(13)
Pityriasis versicolor — 18543214	132(16)
Mastopatija — 84854321	141(22)
Pituitarna insuficijencija — 48143214	80(10)
Mezoteliom — 58912434	37(26)
Meningitis — 51485431	118(31)
Metagonimoza — 54812541	87(04)
Mijelopatija — 51843219	119(05)
Miokardiodistrofija — 85432104	47(27)
Miom maternice — 51843216	114(21)
Narkolepsija — 48543216	119(33)
Nasljedna eliptocitoza — 51454323	76(01)
Neuroze — 48154211	125(31)
Sindrom crijevne malapsorpcije — 48543215	64(24)
Sindrom kardiovaskularne insuficijencije — 85432102	48(03)
Okluzija arterija — 81543213	45(18),
	142(10)
Herpes zoster — 51454322	120(18)
Spinalni tumori — 51843210	120(26)
Spuštenost gornjeg kapka (ptoza) — 18543121	157(28)
Vodene kozice — 48154215	91(15)
Epifizealni osteomijelitis — 12345895	108(01)
Akutne respiratorne infekcije — 48145488	91(24)
Plućni edem — 54321112	48(15)
Otitis — 55184321	153(01)
Parodontoza — 58145421	162(01)
Pedikuloza — 48148121	92(07)
Periarteritis nodosa — 54321894	52(11)
Pijelonefritis — 58143213	70(31)
Pioderma — 51432149	133(04)
Pneumatoza želuca — 54321455	65(09)
Kronična pneumonija — 51421543	103(14)

Oštećenje jetre — 48145428   83(30)
Urođene srčane mane — 14891548   103(22)
Postpartalno razdoblje (normalno) — 12891451   110(31)
Postpartalno razdoblje (patološko) — 41854218   111(01)
Presenilne (staračke, involucijske) psihoze — 18543219   126(11)
Duchenneova mišićna distrofija — 85432183   122(05)
Psihoorganski sindrom — 51843212   126(22)
Karcinom vagine i vulve — 12589121   39(11)
Karcinom mokraćnog mjehura — 89123459   40(16)
Karcinom bubrega — 56789108   41(05)
Multipla skleroza — 51843218   122(18)
Sarkom mekih tkiva — 54321891   42(04)
Nakupljanje cerumena — 48145814   153(24)
Stenoze pilorusa — 81543211   144(24)
Strongiloidaza — 54812527   87(12)
Konvulzije — 51245424   105(01)
Hemolitička anemija uslijed trovanja — 45481424   98(26)
Kronični tonzilitis — 35184321   154(08)
Traumatska encefalopatija — 18543217   127(20)
Analna fisura — 81454321   144(29)
Favizam — 54321457   77(01)
Flegmona — 48143128   145(25)
Celulitis novorođenčadi — 51485433   108(10)
Cistitis — 48543211   72(01)
Ozljede lubanje i mozga — 51843213   123(14)
Shistosomoza (bilharcioza) — 48125428   88(11)
Ezofagitis — 54321489   67(09)
Holmes-Adiev sindrom — 18543211   123(18)
Emfizem pluća — 54321892   56(31)
Akutni enteritis — 54321481   67(18)
Eksudativna enteropatija — 48123454   68(14)
Encefalitis virusni — 48188884   123(23)
Erythema nodosum — 15184321   135(08)
Erozija vrata maternice — 54321459   116(04)
Ulkus tankog crijeva, jednostavni — 48481452   68(25)

Leukociti — 82143213

SLINA

PRILOG 2

KONCENTRACIJA NA
DEVETEROZNAMENKASTE BROJEVE

Dijagnoza	koncentracijski niz	str. (redak)
Angularni heilitis — 518231415		160(09)
Adrenogenitalni sindrom — 148542121		112(21)
Aktinomikoza kože — 148542156		130(09)
Alkoholizam — 148543292		124(09)
Alergijski traheitis — 514854218		97(26)
Amenoreja — 514354832		112(28)
Ankiloza čeljusnog zgloba — 514852179		160(16)
Artritis čeljusnog zgloba — 548432174		160(16)
Aspergiloza — 481543271		54(09)
Aterom — 888888179		136(33)
Atrezija jednjaka — 518543157		146(29)
Afektivni poremećaji — 548142182		124(20)
Aerosinusitis — 514854237		150(22)
Trudnoća višeplodna — 123457854		110(01)
Kratkovidnosti (miopija) — 548132198		155(25)
Brill-Zinsserova bolest — 514854299		85(30)
Proljetni katar — 514258951		155(29)
Hidrocela testisa — 481543255		137(13)
Prirođena dijafragmalna hernija — 518543257		146(33)
Neonatalna opstruktivna kolangiopatija — 948514211		146(22)
Iščašenje zuba — 485143277		160(26)
Prolaps rektuma — 514832187		137(23)

Hemofilija — 548214514	99(27)
Gingivitis — 548432123	160(29)
Sustav hipofizarno - nadbubrežni — 514831299	189
Poglavlje 18. Bolesti živčanog sustava — 148543293	117(07)
Poglavlje 25. Bolesti zuba i usne šupljine — 1488514	160(07)
Glosalgija (bolest jezika) — 514852181	161(01)
Bakterijsko-upalne bolesti — 514852171	147(14)
Vrtoglavica — 514854217	118(10)
Dijafragma grkljana — 148543283	151(01)
Sekundarna dispepsija toksične etiologije — 514218821	101(32)
Vegetativno-vaskularna distonija — 514218838	102(01)
Diencefalni (hipotalamički) sindrom — 514854215	118(18)
Akutni duodenitis — 481543288	62(27)
Bolesti lokomotornog sustava — 514218873	148(01)
Edem diska očnog živca — 145432152	156(26)
Zubni kamenac — 514852182	161(07)
Strana tijela u mekom tkivu — 148543297	139(15)
Devijacija septuma — 148543285	151(16)
Karbunkul — 483854381	139(19)
Keratitis — 518432114	157(01)
Lateralne ciste i fistule vrata — 514854214	139(26)
Ciste na čeljusti — 514218877	161(13)
Strabizam — 518543254	157(05)
Pesequinovarus — 485143241	140(12)
Kriptorhizam — 485143287	140(22)
Krvarenje nakon ekstrakcije zuba — 8144542	161(16)
Laringospazam — 485148248	151(28)
Leukoplakija — 485148151	161(22)
Lepra — 148543294	132(06)
Limfangitis — 484851482	141(11)
Radijacijske bolesti, akutne radijacijske bolesti — 481543294	75(26)
Bipolarni afektivni poremećaj — 514218857	125(17)
Mastitis novorođdečeta — 514854238	147(16)
Akutni mastoiditis — 514832186	151(32)

© Г. П. Грабовой, 1999

Mastocitoza — 148542171	132(22)
Menierova bolest — 514854233	152(01)
Miotona distrofija Kurshmanna-Batten-	
Steinert — 481543244	119(23)
Molluscum contagiosum — 514321532	132(28)
Hunjavica vazomotorna, alergijska — 514852351	152(11)
Facijalna neuropatija — 518999955	120(01)
Nekrotizirajući celulitis novorođenčeta — 514852173	147(30)
Okluzija središnje arterije mrežnice — 514852178	157(16)
Ozena — 514854241	152(19)
Orhiepididimtis — 818432151	142(14)
Osteomijelitis traumatski — 514854221	142(17)
Otomikoza — 514832188	153(04)
Prijelom zuba — 814454251	162(08)
Piopneumotoraks — 148543299	143(11)
Spontani pneumotoraks — 481854221	143(18)
Polipi tijela i vrata maternice — 518999973	115(01)
Postpunkcijska glavobolja — 818543231	122(01)
Progresivna paraliza — 512143223	126(17)
Pseudotuberkuloza — 514854212	92(15)
Psorijaza — 999899181	133(10)
Malformacije genitalija — 148543291	111(27)
Ozljede očne jabučice — 518432118	158(09)
Poremećaj erekcijske komponente kopulativnog	
ciklusa — 184854281	129(14)
Poremećaji spavanja — 514248538	122(10)
Rosacea — 518914891	133(20)
Deluzijski poremećaj — 148454283	126(34)
Senilne psihoze — 481854383	127(09)
Zollinger-Ellisonov sindrom — 148543295	139(01)
Sindrom policističnih jajnika	
(Stein-Leventhal) — 518543248	115(15)
Sustav krvi — 148542139	165(14)
Skleritis, episkleritis — 514854248	158(22)
Kronična infekcija usne šupljine — 514854814	162(23)

Indeks dozrijevanja neutrofila — 514832105
Indeks dozrijevanja eritrokariocita — 548451238
Leukoeritroblastični omjer — 148542199

Bjelančevine — 514821447

ß-Lipoproteini (65-75%) (lipoproteini niske gustoće)
— 174845421

Tablica 23. Ukupni kolesterol prema dobi — 210 40 — 543218891

Tablica 24. Sastav i neka svojstva
lipoproteina seruma krvi   183
    Fosfolipidi — 514854272

Tablica 25. Komponente metabolizma ugljikohidrata
    u krvi — 514214891   184
    Glikogen krvi — 785184321
    ortotoluidna metoda: 148542163
    Plazma — 548214547

Tablica 26. Proteini sa sadržajem ugljikohidrata i njihove
    komponente u krvi   185
    Pokazatelji metabolizma pigmenta u krvi — 548132177

Tablica 27. Pokazatelji mineralnih tvari
    u krvi — 518431181   186
    Litij — 514821458
    Magnezij seruma krvi — 514831298

Tablica 28. Pokazatelji acidobaznog statusa u krvi   186
    Puferna baza(BB) — 514821461
    Pravi bikarbonat (AB) — 555184321

Tablica. Aktivnosti enzima u krvi   187
    α-amilaza seruma krvi — 148542114
    Aspartat aminotransferaza — 148582114
    Tripsin — 148542187
    Glukoza-6-fosfat dehidrogenaza eritrocita —148542152

Tablica. Neki imunološki pokazatelji krvi — 148542153   188

© Г. П. Грабовой, 1999

antigeni raka — 481854224

KAZALO

A

Akutna trovanja zbog ugriza zmija i otrovnih člankonožaca — 4812521	84(04)
Akutna uremija — 5421822	71(29)
Akutna želučana atonija — 5485671	65(01)
Akutne respiratorne infekcije — 48145488	91(24)
Akutni abdomen — 5484543	142(21)
Akutni bronhitis — 4812567	54(21)
Akutni enteritis — 54321481	67(18)
Akutni hematogeni osteomijelitis — 5141542	147(19)
Akutni intersticijski pneumonitis — 4814578	56(26)
Akutni intersticijski pneumonitis — 4814578	56(26)
Akutni kolecistitis — 4154382	66(26)
Akutni kolecistitis — 4154382	142(30)
Akutni kolitis — 5432145	64(11)
Akutni mastoiditis — 514832186	151(32)
Akutni pankreatitis — 4881431	142(26)
Akutni paraproktitis — 4842118	147(27)
Akutni poliomijelitis — 2223214	121(29)
Alergijska dijateza — 0195451	101(07)
Alergijske upale pluća — 51843215	98(01)
Alergijski bronhitis — 5481432	97(30)
Alergijski laringitis — 58143214	97(22)
Alergijski rinitis i sinusitis — 5814325	97(17)
Alergijski traheitis — 514854218	97(26)
Alimentarna distrofija — 5456784	57(09)
Alkoholizam — 148543292	124(09)
Alopecija (ćelavost) — 5484121	130(12)
Alportov sindrom — 5854312	102(32)
Alveolarna ehinokokoza — 5481454	86(19)
alveolitis — 5848188	160(13)
Amebijaza — 1289145	57(15), 85(09)
Amenoreja — 514354832	112(28)
Amiloidoza (bolesti probavnog sustava) — 5432185	57(17)
Amiotrofična lateralna skleroza — 5148910	117(27)

Aspergiloza — 481543271   54(09)
Aspiracija stranih tijela — 4821543   98(31)
Astenični sindrom — 1891013   117(20)
Astenopija — 9814214   155(12)
Astigmatizam — 1421543   155(15)
Aterom — 888888179   136(33)
Ateroskleroza — 54321898   45(31)
Atetoza — 1454891   117(24)
Atonija jednjaka i želuca — 8123457   57(27)
Atonija želuca — 8123457   64(32)
Atopijski dermatitis — 5484215   130(21)
Atrezija anusa i debelog crijeva — 6555557   107(01)
Atrezija bilijarna — 9191918   106(27)
Atrezija i sinekija nosne šupljine — 1989142   150(18)
Atrezija i stenoze dvanaesnika — 5557777   106(33)
Atrezija jednjaka (novorođenih) — 518543157   146(29)
Atrezija jednjaka — 8194321   107(04)
Atrezija tankog crijeva — 9188888   106(30)
Atrofija očnog živca — 5182432   155(19)
Azbestoza — 4814321   55(26)

B

Bakterijsko-upalne bolesti — 514852171   147(14)
Balanopostitis — 5814231   130(25)
Balantidijaza — 1543218   85(14)
Bartolinitis — 58143215   113(05)
Bauhinitis — 58432148   58(09)
Beriberi — 3489112   58(12)
Bijelo pranje — 5128999   113(08)
Bilijarna diskinezija — 58432144   62(07)
Biokemija krvi (vrijednost laboratorijskih
nalaza) — 514832189   180
Bipolarni afektivni poremećaj — 514218857   125(17)
Bjesnoća (hidrofobija) — 4812543   85(18)

C

Ciste na čeljusti — 514218877	161(13)
Ciste na čeljusti — 514218877	161(13)
Cisticerkoza — 4512824	88(04)
Cistična fibroza — 9154321	102(25)
Cistična mastopatija— 4851432	139(22)
Cistitis — 48543211	72(01)
Crijevna disbakterioza — 5432101	61(27)
Crijevna limfangiektazija — 5214321	63(33)
Crijevna lipodistrofija — 4814548	64(01)
Crijevne kolike — 8123457	64(06)
Crijevni sadržaj (vrijednosti laboratorijskih nalaza) — 1485458	174
Crohnova bolest — 94854321	140(34)
Crveni vjetar — 4123548	92(20)
Cushingova bolest — 54321458	80(05)

D

Dakriocistitis — 45184321	156(19)
Dalekovidnost — 5189988	156(22)
Damping - sindrom — 4184214	138(11)
Deformirajuća osteoartroza — 8145812	50(25)
Dekubitus — 6743514	144(04)
Deluzijski poremećaj — 148454283	126(34)
Dermatitis — 1853121	131(13)
Dermatomyositis (polymyositis)— 5481234	52(32)
Devijacija septuma — 148543285	151(16)
Diabetes mellitus — 8819977	79(21)
Diabetes mellitus (dječje bolesti) — 4851421	100(25)
Diencefalni (hipotalamički) sindrom — 514854215	118(18)
Difilobotrioza — 4812354	86(32)
Difterija — 5556679	89(07)
Difuzna toksična gušavost, (Gravesova bolest, Basedowljeva bolest) — 5143218	79(32)
Difuzne bolesti vezivnog tkiva — 5485812	52(24)

E

Ehinokokoza — 5481235	88(20)
Ekcem — 548132151	134(34)
Eklampsija — 8149141	72(04)
Eksudativna enteropatija — 4548123	106(09)
Eksudativna enteropatija — 48123454	68(14)
Električna trauma — 5185431	146(01)
Embolija amnionskom tekućinom — 5123412	112(13)
Emfizem pluća — 54321892	56(31)
Empijem pleure — 514854223	146(05)
Encefalitis virusni — 48188884	123(23)
Endarteritis obliterans — 4518521	146(09)
Endemična gušavost — 5432178	80(01)
Endocervicitis — 4857148	116(01)
Endoftalmitis — 514254842	159(04)
Endokarditis — 8545421	49(28)
Endometrioza — 5481489	115(29)
Endometritis — 8142522	115(32)
Enteritis — 8431287	67(15)
Enterobioza — 5123542	88(16)
Enterokolitis — 8454321	67(26)
Enteropatija — 8432150	67(28)
Enterovirusne infekcije — 8123456	94(07)
EPH-gestoza — 1848542	111(32)
Epidemijski parotitis (mumps) — 3218421	92(01)
Epidermofitija — 5148532	135(04)
Epiduritis — 888888149	123(27)
Epifizni osteomijelitis — 12345895	108(01)
Epilepsija — 1484855	127(28)
Eritrazma — 4821521	135(16)
Erozija vrata maternice — 54321459	116(04)
Erythema multiforme exsudativum — 548142137	135(12)
Erythema nodosum — 15184321	135(08)
Esencijalna hiperlipidemija — 4851888	61(08)
Ezofagitis — 54321489	67(09)
Ezogafealni spazam — 8123457	67(12)

F

G

Hidrocela testisa — 481543255	137(13)
Hidronefroza — 5432154	70(18)
Himenolepidoza — 54812548	86(29)
Hiperestezija zuba — 1484312	160(31)
Hiperinzulinizam — 48454322	78(21)
Hiperparatireoidizam — 5481412	78(28)
Hiperplazija krajnika — 4514548	150(30)
Hiperprolaktinemija — 4812454	78(33)
Hiperseksulanost — 5414855	128(13)
Hipertenzija — 8145432	45(22)
Hipertonična bolest — 8145432	46(23)
Hipertonične krize — 5679102	46(18)
Hipervitaminoza D — 5148547	100(10)
Hipofosfatemija (fosfatni dijabetes) — 5148432	105(29)
Hipogonadizam — 48143121	79(01)
Hipohondrijski sindrom — 1488588	127(04)
Hipolaktazija — 4845432	68(08)
Hipoparatireoidizam (tetanija) — 4514321	79(05)
Hipoplazija cakline — 74854321	160(34)
Hipopoliavitaminoza,poliavitaminoza — 4815432	96(28)
Hipotenzija (hipotonija) — 8143546	45(26)
Hipotireoza (dječje bolesti) — 4512333	100(14)
Hipotireoza (miksedem) — 4812415	79(10)
Hipovitaminoza — 5154231	61(13)
Histerična stanja — 5154891	125(10)
Hodgkinov limfom — 4845714	75(22)
Holmes-Adiev sindrom — 18543211	123(18)
Hripavac — 4812548	89(18)
Hripavac uzrokovan Bordetella pertussisom — 2222221	91(30)
Hunjavica (rinitis) — 5189912	152(08)
Hunjavica vazomotorna, alergijska — 514852351	152(11)

I

J

K

Karbokonioza — 8148545	56(01)
Karbunkul — 483854381	139(19)
Karcinoid (karcinoidni sindrom) — 4848145	63(29)
Karcinom bubrega — 56789108	41(05)
Karcinom debelog crijeva (kolorektalni) — 5821435	41(24)
Karcinom dojke — 5432189	40(09)
Karcinom gušterače — 8125891	40(30)
Karcinom jajnika — 4851923	42(01)
Karcinom jednjaka — 8912567	40(26)
Karcinom jetre — 5891248	40(21)
Karcinom kože — 8148957	40(01)
Karcinom mokraćnog mjehura — 89123459	40(16)
Karcinom penisa — 8514921	41(01)
Karcinom pluća — 4541589	56(13)
Karcinom prostate — 4321890	41(13)
Karcinom štitnjače — 5814542	41(31)
Karcinom uretre — 5891856	41(09)
Karcinom usne — 1567812	39(15)
Karcinom vagine i vulve — 12589121	39(11)
Karcinom Vaterove papile dvanaesnika — 8912345	39(06)
Karcinom želuca — 8912534	39(19)
Karcinom ženskih spolnih organa — 5148945	115(09)
Karcinom žlijezdi slinovnica — 9854321	41(16)
Karcinom žučnih vodova — 5789154	39(32)
Kardialgija — 8124567	47(01)
Kardiomiopatija — 8421432	47(06)
Kardioskleroza — 4891067	47(12
Kardiospazam — 4895132	63(27)
Katar tube auditive — 18554321	151(04)
Katarakta — 5189142	156(32)
Katatona stanja — 51843214	125(13)
Kefalhematom — 48543214	107(22)
Kemijska opekotina jednjaka — 5148599	107(33)
Keratitis — 518432114	157(01)
Kirurške boleste organa trbušne šupljine — 5184311	146(19)

Kronični tonzilitis — 35184321   154(08)
Kronično zatajenje bubrega — 5488821   71(23)
Krpeljni meningoencefalitis — 7891010   94(11)
Krvarenje iz nosa — 65184321   151(19)
Krvarenje iz probavnog sustava — 5121432   107(26)
Krvarenje nakon ekstrakcije zuba — 8144542   161(16)
Kserostomija — 5814514   161(20)
Kuga — 8998888   94(04)
Kutani angiitis (vaskulitis) — 1454231   130(16)
Kutani vaskulitis — 5142544   130(32)

L

Labirintitis — 48154219   151(23)
Lamblioza — 5189148   90(25)
Langerhansova histiocitoza — 5484321   100(17)
Laringealna pareza i paraliza — 1854555   153(11)
Laringealni edem — 2314514   152(27)
Laringitis — 4548511   151(26)
Laringospazam — 485148248   151(28)
Lateralne ciste i fistule vrata — 514854214   139(26)
Legioneloza — 5142122   89(32)
Leiomiom — 5514214   141(05)
Lepra — 148543294   132(06)
Leptospiroza — 5128432   90(08)
Leukemija — 5481347   75(18),
                                                                 102(19)
Leukemije/limfomi izvan koštane srži — 54321451   74(24)
Leukemoidne reakcije — 5814321   75(13)
Leukoplakija — 485148151   161(22)
Leukoplakija vulve ili vrata maternice — 5185321   114(14)
Lichen ruber planus — 4858415   132(12)
Limfadenitis — 4542143   141(08)
Limfangitis — 484851482   141(11)
Limfomi kože — 5891243   37(22)

Meningokokna infekcija — 5891423	90(33)
Mentalni seksualni poremećaji — 2148222	129(09)
Mentalni hendikep — 8885512	125(01)
Metagonimoza — 54812541	87(04)
Metiljavost — 4812542	88(01)
Mezoteliom — 58912434	37(26)
Migrena — 4831421	119(14)
Migrenozna neuralgija — 4851485	119(09)
Mijastenija — 9987542	118(34)
Mijelitis — 4891543	119(01)
Mijelocitoza — 5142357	75(32)
Mijelopatija — 51843219	119(05)
Mijelosupresija uzrokovana citostaticima — 4812813	77(10)
Mikoplazmoza — 5481111	91(01)
Mikrosporija — 1858321	132(25)
Miksedem — 4812415	80(17)
Miokardiodistrofija — 85432104	47(27)
Miokardiopatija — 8432142	47(31)
Miokarditis — 8432110	48(01)
Miom maternice — 51843216	114(21)
Miotona distrofija Kurshmann-Batten-Steinertova bolest — 481543244	119(23)
Mješovite bolesti vezivnog tkiva — 1484019	53(05)
Mokraća (vrijednosti laboratorijskih nalaza) — 1852155	171
Molluscum contagiosum — 514321532	132(28)
Mononeuropatija — 4541421	119(30)
Moždani inzult — 4818542	118(22)
Mukocele (piocele) frontalnog sinusa — 5148322	152(05)
Multifokalna pneumonija — 4814489	103(08)
Multipla skleroza — 51843218	122(18)
Murini pjegavac — 5189499	93(25)
Mycosis fungoides — 4814588	131(10)

N

O

Oligofrenija (Mentalna retardacija) — 1857422   126(04)
Onanizam — 0021421   128(20)
Onihomikoza — 4518481   133(25)
Ooforitis — 5143548   114(24)
Opekline oka — 8881112   157(24)
Opistorhoza — 5124542   87(08)
Opsesivno-kompulzivni poremećaj — 8142543   125(22)
Opstrukcija crijeva — 4548148   141(32)
Opstruktivna žutica — 8012001   138(28)
Optički neuritis — 5451589   157(11)
Orhiepididimitis — 818432151   142(14)
Ospice — 4214825   89(22)
Osteomijelitis čeljusti — 5414214   161(25)
Osteomijelitis traumatski — 514854221   142(17)
Oštećenja unutarnjih organa (Trauma i ortopedske
bolesti) — 5432188   148(31)
Oštećenja unutarnjih organa (traume mozga) — 8914319   143(23)
Oštećenje bubrega — 5412123   83(25)
Oštećenje jetre — 48145428   83(30)
Othematom — 4853121   152(33)
Otitis — 55184321   153(01)
Otoantritis — 1844578   150(15)
Otogena sepsa — 5900001   153(19)
Otomikoza — 514832188   153(04)
Otoskleroza — 4814851   153(08)
Ozebline — 4858514   142(04)
Ozena — 514854241   152(19)
Ozljeda — 0156912   145(11)
Ozljede lubanje i mozga — 51843213   123(14)
Ozljede očne jabučice — 518432118   158(09)
Ozljede uha — 4548515   154(11)

P

Panaricij — 8999999   142(33)

Plućna fibroza — 9871234	55(08)
Plućna kandidijaza — 4891444	54(32)
Plućna tuberkuloza — 8941234	56(21)
Plućni edem — 54321112	48(15)
Plućni infarkt — 89143211	54(28)
Plućno srce — 5432111	47(22)
Pneumatoza želuca — 54321455	65(09)
Pneumokonioza — 8423457	55(13)
Pneumokonioza od organske prašine — 4548912	56(08)
Pneumokonioza uzrokovana metalnim česticama — 4845584	55(32)
Pneumonija — 4814489	55(04)
Pneumonija novorođenčadi — 5151421	103(11)
Pneumotoraks — 5142147	147(07)
Podagra — 8543215	50(33)
Pokazatelji aktivnosti sustava neuroendokrine regulacije (vrijednosti laboratorijskih nalaza) — 518432121	189
Policistična bolest bubrega — 5421451	71(01)
Polihidramnion — 5123481	110(14)
Polineuropatija — 4838514	121(19)
Polip — 4819491	143(26)
Polipi nosa — 5519740	153(16)
Polipi tijela i vrata maternice — 518999973	115(01)
Poremećaj ejakulacijske komponente kopulativnog ciklusa — 1482541	129(22)
Poremećaj erekcijske komponente kopulativnog ciklusa — 184854281	129(14)
Poremećaji spavanja — 514248538	122(10)
Portalna hipertenzija — 45143211	99(33)
Poslijeporođajno krvarenje — 4814821	110(10)
Posthemoragijska akutna anemija — 9481232	73(18)
Posthepatička hiperbilirubinemija — 8214321	61(05)
Posthepatički sindrom — 4812819	65(32)
Postkolecistektomički sindrom — 4518421	143(30)
Postpartalno razdoblje (normalno) — 12891451	110(31)

Psihoorganski sindrom — 51843212	126(22)
Psihopatija — 4182546	126(25)
Psitakoza — 5812435	91(10)
Psorijatični artritis — 0145421	50(21)
Psorijaza — 999899181	133(10)
Pterigij (vanjska mrena) — 18543212	157(08)
Ptoza i prolaps maternice i vagine — 514832183	114(27)
Puknuti meniskus — 8435482	144(12)
Pulpitis — 1468550	162(20)

Q

Q-groznica — 5148542	90(15)

R

Rabdomiosarkom u djece — 5671254	41(20)
Radijacijske bolesti, akutne radijacijske bolesti — 481543294	75(26)
Rahitis — 5481232	103(30)
Rane — 5148912	144(15)
Rascjep nepca — 5151515	107(30)
Ravna stopala — 1891432	143(15)
Reaktivne psihoze — 0101255	126(29)
Reiterov sindrom (syndroma urethrooculosynoviale) — 4848111	51(09)
Relativno sužena zdjelica — 4858543	112(07)
Respiratorne alergije — 45143212	97(14)
Respiratorni distres sindrom u novorođenčadi — 5148284	102(08)
Retinitis — 5484512	158(12)
Retrofaringealni apsces — 1454321	151(07)
Reumatizam (reumatske bolesti) — 5481543	48(33), 53(14), 104(09)
Reumatske bolesti perivaskularnog mekog tkiva — 1489123	51(01)

S

Sindrom diseminirane intravaskularne koagulacije — 5148142	44(07)
Sindrom jetrene insuficijencije — 8143214	65(12)
Sindrom kardiovaskularne insuficijencije — 85432102	48(03)
Sindrom malapsorpcije — 4518999	102(21)
Sindrom policističnih jajnika (Stein Leventhal) — 518543248	115(15)
Sindrom portalne hipertenzije — 8143218	65(27)
Sindrom probavne insuficijencije — 9988771	64(28)
Sindrom stečene imunodeficijencije (AIDS) — 5148555	93(09)
Sindrom toksičnog šoka — 5148256	105(07)
Siringomijelija — 1777771	122(22)
Sistemska sklerodermija — 1110006	53(01)
Sistemski eritemski lupus — 8543148	52(29)
Sistemski vaskulitis — 1894238	46(10),
Sistemski vaskulitis (SV) — 1894238	51(22)
Sjogrenov sindrom — 4891456	53(10)
Skleritis, episkleritis — 514854248	158(22)
Sklerom — 0198514	153(31)
Skorbut — 5432190	66(05)
Slabovidnost — 1899999	155(09)
Slina (vrijednost laboratorijskih pokazatelja) — 514821441	175
Smanjeno lučenje mlijeka — 48123147	110(07)
Spazam pilorusa — 5141482	103(04)
Spazmodički krup — 1489542	104(26)
Spazmofilija — 5148999	104(18)
Spinalni inzult — 8888881	118(25)
Spinalni tumori — 51843210	120(26)
Spontani pneumotoraks — 481854221	143(18)
Spuštenost gornjeg kapka (ptoza) — 18543121	157(28)
Srčana astma — 8543214	49(01)
Srčana insuficijencija — 8542106	49(06)
Stafilokokne infekcije — 5189542	104(22)
Status lymphaticus — 5148548	101(14)
Stenokardija (angina pektoris) — 8145999	49(21)

Tenidoza uzrokovana goveđom trakavicom — 4514444	87(18)
Tenidoza uzrokovana svinjskom trakavicom — 4855555	87(21)
Tetanus — 5671454	93(04)
Tifus i paratifus — 1411111	93(16)
Tireoiditis — 4811111	81(01)
Toksična epidermalna nekroliza — 4891521	132(01)
Toksidermija — 514832184	134(06)
Toksikomanija i narkomanija — 1414551	127(16)
Toksoplazmoza — 8914755	93(29)
Tonzilitis akutni — 1999999	154(06)
Toplinske opekline — 8191111	142(07)
Tortikolis — 4548512	140(17)
Traheoezofagealna fistula — 514854714	147(10)
Trahom — 5189523	158(26)
Trauma i ortopedske bolesti — 1418518	148(05)
Traumatska encefalopatija — 18543217	127(20)
Traumatske amputacije — 5451891	149(05)
Traumatski šok — 1454814	149(09)
Traumatski šok, stanje šoka i stanje slično šoku	
— 1895132	36(30)
Tremor — 3148567	122(32)
Trigeminalna neuralgija — 5148485	120(04)
Trihineloza (trihinoza) — 7777778	87(26)
Trihocefaloza — 4125432	87(32)
Trihofitija — 4851482	134(11)
Trihostrongiloidoza — 9998888	87(29)
Trofički ulkus — 514852154	146(13)
Trombangitis — 5432142	144(33)
Trombangitisobliterans — 8945482	52(20)
Trombocitopatija — 5418541	76(26)
Tromboflebitis — 1454580	49(25),
	145(01)
Tropska spru — 5481215	66(11)
Trovanje bakterijskim toksinima iz hrane — 5184231	92(10)
Trudnoća izvanmaternična — 4812311	109(22)

U

Ulkus rožnice — 548432194	159(07)
Umbilikalna hernija — 5143248	107(07)
Unutarnje krvarenje — 5142543	140(25)
Upala grla — 1858561	154(18)
Upala jezika — 1484542	161(04)
Upala sinusa — 1800124	153(28)
Upala slijepog crijeva — 54321484	136(30)
Upala slijepog crijeva (u djece) — 9999911	106(23)
Urastao nokat — 4548547	142(01)
Uretritis — 1387549	145(07)
Urođena mitonija (Thomsenova bolest) — 4848514	119(18)
Urođene srčane mane — 8124569	48(28)
Urođene srčane mane (dječje bolesti) — 14891548	103(22)
Urođeni dermalni sinusi sakrokokcigealne regije — 9018532	140(06)
Urtikarija — 1858432	131(32)
Uska zdjelica — 2148543	112(01)
Uveitis — 548432198	158(29)

V

Vaginitis (kolpitis) — 5148533	113(16)
Vaginizam — 5142388	128(09)
Vakcinija — 4848148	86(08)
Vanjsko krvarenje — 4321511	140(30)
Varikokela — 81432151	137(09)
Varikoziteti vena — 4831388	46(07)
Varikoziteti vena donjih ekstremiteta — 4831388	137(05)
Vasa praevia i prolaps pupkovine — 1485432	111(06)
Vaskularna insuficijencija — 8668888	49(10)
Vaskularne krize — 8543218	49(15)
Vegetativna distonija žila (neurocirkulatorna distonija) — 8432910	46(13)
Vegetativno-vaskularna distonija — 514218838	102(01)
Vezikulozni stomatitis — 9912399	94(19)

W

Z

Ž

DIJAGNOZA	BROJČANI NIZ

DIJAGNOZA	BROJČANI NIZ

DIJAGNOZA	BROJČANI NIZ

DIJAGNOZA	BROJČANI NIZ

DIJAGNOZA	BROJČANI NIZ

DIJAGNOZA	BROJČANI NIZ

DIJAGNOZA	BROJČANI NIZ

www.ingramcontent.com/pod-product-compliance
Lightning Source LLC
Chambersburg PA
CBHW061725270326
41928CB00011B/2114